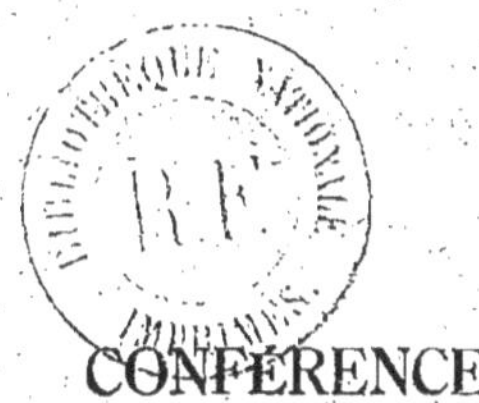

CONFÉRENCE

DE LA SYPHILIS HÉRÉDITAIRE

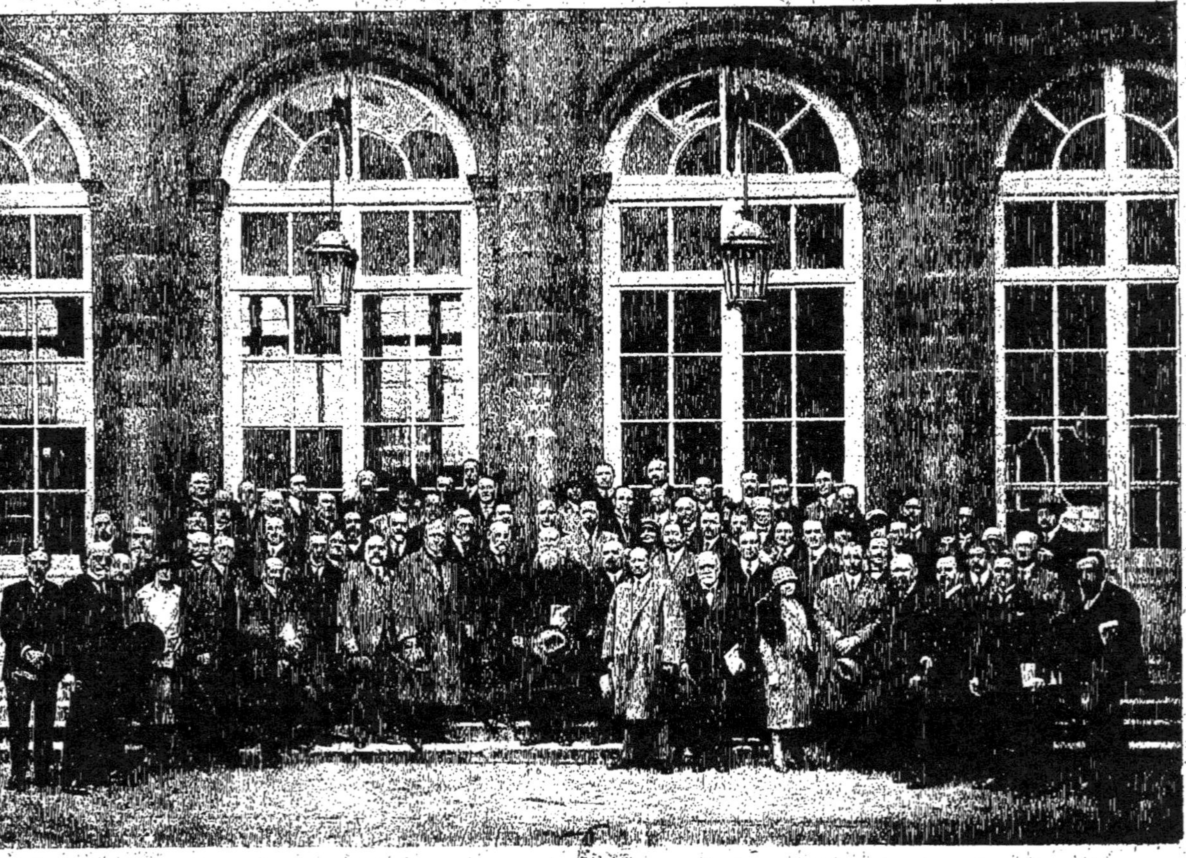

Groupe des Membres de la Conférence dans la Cour de la Faculté.

LIGUE NATIONALE FRANÇAISE
CONTRE LE PÉRIL VÉNÉRIEN

CONFÉRENCE

DE LA

SYPHILIS HÉRÉDITAIRE

PARIS (Faculté de Médecine)
5-6-7 OCTOBRE 1925

Président : M. le Professeur Jeanselme.

Procès-Verbaux

des Séances de la Conférence

publiés sous la direction de
M. HUDELO, secrétaire général

par MM.

FERNET, SICARD DE PLAUZOLES,

G. BASCH, P. CHEVALLIER, P. GIRAND,

J. MEYER, L. PÉRIN,

RABUT, ROBERTI.

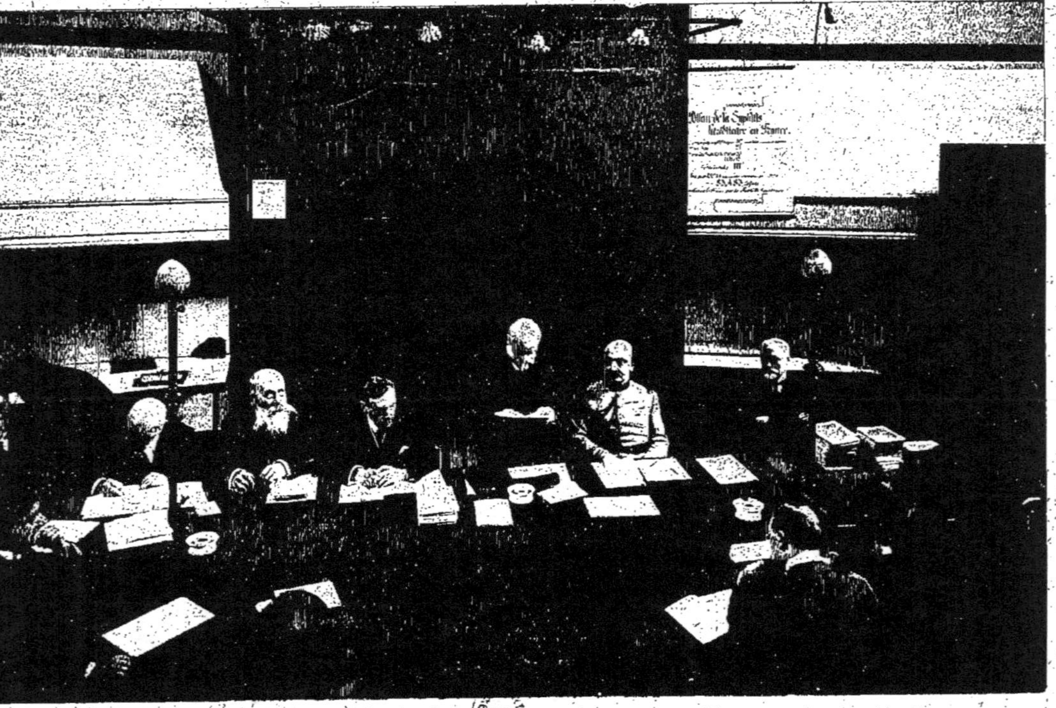

Le Bureau de la Conférence.

(Photo Manuel.)

Contérence de la Syphilis Héréditaire

ORGANISEE PAR LA

Ligue Nationale Française contre le Péril Vénérien

PARIS (Faculté de Médecine)

5-6-7 OCTOBRE 1925

COMMISSION D'ORGANISATION

MM. Professeur COUVELAIRE, *Président*,
— L. QUEYRAT, *Vice-Président*,
— HUDELO, *Secrétaire général*,
— FERNET, *Secrétaire général adjoint*,
— LEREDDE,
— MILIAN,
— MARCEL PINARD,
— SICARD DE PLAUZOLES, *Directeur général de la Ligue*,
— ROBERT ANDRÉ, *Trésorier de la Ligue*.

BUREAU DE LA CONFERENCE

Président : M. le Professeur JEANSELME, Président de la *Ligue Nationale Française contre le Péril Vénérien*, Président d'Honneur de la Société Française de Dermatologie et de Syphiligraphie.

Vice-Présidents : M. le Docteur QUEYRAT, Vice-Président de la *Ligue Nationale Française contre le Péril Vénérien*, Président d'Honneur de la Société Française de Dermatologie et de Syphiligraphie.

M. le Docteur P. NOBECOURT, Professeur de Clinique Médicale des Enfants à la Faculté de Médecine de Paris.

M. le Docteur COUVELAIRE, Professeur de Clinique Obstétricale à la Faculté de Médecine de Paris.

Secrétaire Général : M. le Docteur HUDELO, Secrétaire Général de la *Ligue Nationale Française contre le Péril Vénérien*, Secrétaire Général de la Société Française de Dermatologie et de Syphiligraphie, Médecin Chef de Service de l'Hôpital Saint-Louis.

Secrétaire Général Adjoint : M. le Docteur FERNET, Médecin de l'Infirmerie Spéciale de Saint-Lazare.

Secrétaires des séances : MM. les Docteurs G. BASCH, P. CHEVALLIER, P. GIRAND, J. MEYER, L. PERIN, RABUT, ROBERTI.

MEMBRES DE LA CONFERENCE

habitant Paris

M. ROBERT ANDRÉ.
Dr ARMAND-DELILLE.
Dr E. C. AVIRAGNET.
Dr BALZER.
Dr PAUL BARy
Dr BARTHÉLEMY.
Dr BAUER.
Dr LÉON BIZARD.
Dr GERMAIN BLECHMANN.
Dr PAUL BLUM.
Dr LOUIS BORY.
Dr BOUTELIER.
Dr CATHALA.
Dr PAUL CHEVALLIER.
Dr DAYRAS.
Dr ROBERT DEBRÉ.
Dr DROUET.
Dr H. DUFOUR.
Dr FATOU.
M. G. FERMÉ.
Dr FERNET
Dr GALLIOT.
Dr PIERRE GASTINEL.
Dr GASTOU.
Dr AIMÉ GAUTHIER.
Dr LOUIS GUINON.
Dr JULIEN HUBER.
Dr HUDELO.
Dr ICHOK.
Dr ROGER JARDIN.
Dr JAUBION.

Pr JEANSELME.
Dr LACAPÈRE.
Dr LAIGNEL-LAVASTINE.
Dr LEDOUX.
Dr PAUL LEFÈVRE.
Dr PIERRE LEGRAIN.
Dr LEREBOULLET.
Dr EMILE LEREDDE.
Dr EMMANUEL LESAGE.
Dr LÉVY-BING.
Dr LE LORIER.
Dr JEAN MEYER.
Dr MICHIELD.
Dr J. MILHIT.
Dr ISAM MIYAKÉ.
Dr MONTLAUR.
Mme LE Dr MONTREUIL-STRAUS
Dr LUCIEN PÉRIN.
Dr MARCEL PIÑARD.
M. PLUCHON.
Dr QUEYRAT.
Dr ROBERT RABUT.
Dr PAUL RAVAUT.
Dr JULES RENAULT.
Dr MARC RUBINSTEIN.
Dr MARCEL SÉE.
Dr SICARD DE PLAUZOLES.
Dr CLÉMENT SIMON.
Dr ANDRÉ TRÈVES.
Dr WEILL-HALLÉ.
Dr R. I. WEISSENBACH.
M. ÉMILE WEISWEILLER.

MEMBRES DE LA CONFERENCE

habitant la province

Dr BAIGUE	Besançon.
Dr JEAN BENECH	Nancy.
Dr BOBRIE	La Rochelle.
Dr BONNET	Nice.
Dr H. BROUSSEGOUTTE	Clermond-Ferrand.
Dr BRUNO-RICHMAN	Strasbourg.
Dr GUSTAVE BUREAU	Nantes.
Dr CABRÉ	Toulouse.
Dr MARIUS CARLE	Lyon.
Dr CASSOUTTE	Marseille.
Dr LOUIS DANEL	Lille.
Dr DÉMANCHE	Ancy-le-Franc (Yonne).
Dr A. DULCY,	Avignon.
Mlle Dr O. ELIASCHEFF	Strasbourg.
Dr ALBERT FRUHINSHOLZ	Nancy.
Dr JEAN GATÉ	Lyon.
Dr GIACARDY	Saint-Seurin-sur-l'Isle.
Dr PIERRE GOUDET	Nîmes.
Dr PAUL HAUSHALTER †	Nancy.
Mme LE Dr JACOBSON	Orléans.
Dr JARNOUEN	Vitré.
Dr JULES KREIS	Strasbourg.
Dr LAURENT	Saint-Etienne.
Dr LÉON LEGENDRE	La Haye-Malherbe (Eure).
Dr LÉPINAY	Casablanca (Maroc).
Dr JEAN LUCAS	Rennes.
Dr MARGAROT	Montpellier.
Dr MEYNET	Nice.
Dr MONTIGNY	Reims.
Dr JOSEPH NICOLAS	Lyon.
Dr JEAN NUYTTEN	Lille.
Dr H. PAUCOT	Lille.
Dr C. M. PAUTRIER	Strasbourg.
Dr J. PAYENNEVILLE	Rouen.
Dr MAURICE PÉHU	Lyon.
Pr PETGES	Bordeaux.
Dr ROCAZ	Bordeaux.
Dr J. RŒDERER	Strasbourg.
Dr PAUL ROHMER	Strasbourg.
Dr GILBERT SERSIRON	Larche (Corrèze).
Dr PAUL VIGNE	Marseille.
Dr WATRIN	Nancy.

MEMBRES ETRANGERS

Dr JOHAN ALMKVIST .... Stockholm.
D- ARCHAMBAULT —........... Montréal (Canada).
Dr PEDRO BALINA .... Buenos-Ayres (Argentine).
Dr CARLOS ALBERTO BANCALARI Buenos-Ayres (Argentine)
Dr BARBRY .... Thuin (Belgique).
Dr BARKER BEESON .... Chicago (U.S.A.)
Pr BAYET .... Bruxelles (Belgique).
Dr BOAS .... Copenhague (Danemark).
Pr BOGUEIL BÉRON .... Sofia (Bulgarie).
Dr A. H. DESLOGES .... Montréal (Canada).
Pr KEIZO DOHI .... Tokio.
Dr GIUSEPPE DONATO .... Taranto (Italie).
Dr DUBOIS .... Genève (Suisse).
Dr EHLERS .... Hellerupt (Danemark).
Dr J. ELZINA .... Leningrade.
D^r D'ERNST .... Genève (Suisse).
Dr EYCKMANS .... Anvers (Belgique).
Mlle LE Dr FALUTZ .... Bucarest (Roumanie).
Mlle LE Dr JOHANNE FEILBERG Copenhague (Danemarck).
Dr EURIQUE PEDRO FIDANZA .. Rosario (Argentine).
Dr FINDLAY .... Glascow.
Dr ARTHUR FONTANA .... Torino (Italie).
Dr JOSÉ BRITO FORESTI .... Montévidéo (Uruguay).
Dr PIERRE GAUTIER .... Genève (Suisse).
Dr VINCENSO GIMENO .... Madrid (Espagne).
Dr C. GŒDHART .... La Haye (Hollande).
Dr H. W. HEILBRON .... Amsterdam (Hollande).
D^r O'JERSILD .... Copenhague (Danemark).
Dr KABAYASKI .... Takamatou (Japon).
D^r LA KAYE .... Liège (Belgique).
D^r LA'WAESE-DEDHAYE ...... Anvers (Belgique).
Dr LESPINNE .... Bruxelles (Belgique).
Dr ALBÉRIC MARIN .... Montréal (Canada).
Dr FRANÇOIS MONTANA ...... Barcelone (Espagne).
Pr VINCENSO MONTESANO .... Rome (Italie).
Dr MURET .... Lausanne (Suisse).
Dr NOGÜER-MORE .... Barcelone (Espagne).
Dr NOLENS .... Hasselt (Belgique).
D^r O'BRIEN .... Dublin (Irlande).
Dr ANTONI PEYRI .... Barcelone (Espagne).
Dr JAIME PEYRI .... Barcelone (Espagne).
Dr JOSÉ PEYRI .... Barcelone (Espagne).
Pr G. PICCARDI .... Turin (Italie).
Dr ETIENNE POIRIER .... Anvers (Belgique).
Dr HENRY POUEY .... Montevidéo (Uruguay).
Dr EDUARDO RABELLO .... Rio-de-Janeiro.
Dr LOUIS ROUSE .... Ypres (Belgique).
Dr EDWARD A. RUSHFORD .... Salem-Mass (N.S.A.).
Dr SCHRAENEN .... Bruxelles (Belgique).
Dr CARLOS DA SILVA .... Lisbonne (Portugal).
Dr AUGUSTE TURENNE .... Montévidéo (Uruguay).
Dr J. A. VELDHUYZEN ...... Amsterdam Hollande.
Dr J. A. VERBUNT .... Groningue Néderland).
Dr WANSEY-BAYLY .... Londres (Angleterre)

I

CONFÉRENCE DE LA SYPHILIS HÉRÉDITAIRE

Séance du lundi matin 5 octobre 1925

Présidence de M. le Professeur JEANSELME.

SOMMAIRE : 1° Discours de M. le Prof. JEANSELME, Président de la Conférence ; — 2° Discours de M. le Prof. EHLERS (de Copenhague), au nom des adhérents étrangers ; — 3° Discours de M. le Pr. PICCARDI (de Turin) au nom des syphiligraphes italiens ; — 4° Discours de M. le Dr. HUDELO, Secrétaire Général ; 5° Discours de M. le Dr. Léon MABILLE, Chef-Adjoint du Cabinet du Ministre du Travail et de l'Hygiène, délégué du Ministre.

ÉLECTION des VICE-PRÉSIDENTS : Pr. DOHI (de Tōkio), — Pr. DUBOIS (Genève), — Pr. EHLERS (Copenhague), — Pr. NICOLAS (Lyon), — Pr. PETGES (Bordeaux), — Pr. SPILLMANN (Nancy). PRÉSIDENT D'HONNEUR : Pr. HUTINEL.

DISCUSSION DES RAPPORTS : 1° question : *Diagnostic de la syphilis héréditaire larvée* : MM. LEREDDE, LESNÉ et BOUTELIER, DEVRAIGNE et CARLE, exposent leur rapport. Discussion : MM. LEREDDE, MILIAN, BLECHMANN, QUEYRAT et LESNÉ. Conclusions.

DISCOURS DE M. LE Pr JEANSELME

Mesdames, Messieurs,

M. le Ministre du Travail, de l'Hygiène, de l'Assistance et de la Prévoyance Sociale avait manifesté l'intention d'assister à l'ouverture de la Conférence. Appelé par d'autres soins, il a dû renoncer à ce projet. En désignant M. le Dr Mabille, chef de son Cabinet, pour le suppléer, M. le Ministre nous donne une preuve de l'intérêt qu'il porte à nos travaux. Au nom de la Ligue Nationale Française contre le Péril Vénérien et au nom des membres de la Conférence, je prie M. le Chef du cabinet de transmettre à M. le Ministre nos remerciements les plus chaleureux pour ce témoignage de haute estime dont nous sentons tout le prix.

Je souhaite la bienvenue à nos collègues étrangers qui, de toutes les parties du monde, ont répondu à notre appel. Je suis heureux de compter parmi vous les membres du bureau de l'Union Internationale contre le Péril Vénérien auxquels j'adresse un cordial salut.

S'il est un problème qui mérite d'être envisagé du point de vue international, c'est bien celui de la syphilis, car ce fléau ne connaît pas de frontières. Il n'est pas douteux que la collaboration de tant d'hommes éminents qui observent la syphilis sous toutes les latitudes et parmi les races les plus diverses ne soit féconde. Le concours qu'ils nous prêtent en participant à nos travaux nous permettra, j'en ai la conviction, de mener à bien la grande enquête que nous allons entreprendre.

Aux membres nationaux, venus en si grand nombre de la province et de Paris pour nous apporter le fruit de leur expérience, à tous ceux qui ajouteront une pierre à l'édifice que nous projetons de construire, toute notre reconnaissance est acquise.

A MM. les Rapporteurs qui se sont acquittés de leur tâche avec une maîtrise et une connaissance des réalités dont on ne saurait trop faire l'éloge, j'exprime au nom de tous l'expression de notre vive gratitude.

Grand merci également aux membres du bureau de la Ligue qui ont assumé la tâche ingrate et laborieuse de préparer la Conférence. Si elle s'ouvre sous les meilleurs auspices, c'est grâce au zèle, à l'activité, à l'esprit d'organisation dont ont fait preuve le Dr Sicard de Plauzoles, notre directeur général et ses dévoués collaborateurs, MM. les docteurs Hudelo, secrétaire général, et Fernet, secrétaire général adjoint.

*
* *

La syphilis est une maladie qui étend son emprise à tout l'être et pèse lourdement sur la descendance. Il n'appartient donc pas aux seuls spécialistes d'aborder les problèmes angoissants qu'elle pose. Lorsqu'un individu contracte cette infection, c'est d'abord au syphiligraphe qu'il s'adresse. Grâce aux agents thérapeutiques que nous possédons aujourd'hui, les manifestations cutanées et muqueuses ne tardent pas à céder. Trop souvent, l'orage passé, le malade qui ne soupçonne pas les traîtrises de la syphilis se croit guéri; et, si plus tard, ce qui n'est que trop fréquent, il souffre d'une affection viscérale, il ne songera pas à accuser une maladie dont il a presque oublié le souvenir.

Le médecin auquel il se confie se contente bien souvent, il faut le reconnaître, de prescrire un traitement symptomatique, parce que la cause des accidents lui échappe, parce qu'il ne pense pas à incriminer la syphilis qui se cache sous les masques les plus divers. Qu'adviendra-t-il de ce syphilitique méconnu? C'est que le mal mystérieux continuera d'évoluer, pourra envahir les organes essentiels, le système nerveux, le cœur, les vaisseaux, et aboutir aux pires catastrophes; tandis qu'un traitement étiologique et rationnel, immédiat, soutenu, et correctement appliqué aurait promptement enrayé la marche du mal implacable!

La syphilis ignorée, et partant non traitée, peut demeurer silencieuse. Cinq ans, dix ans se passent sans qu'aucune manifestation vienne tirer le malade de sa quiétude. Il se marie, mais, bien que sa femme ait toutes les apparences d'une santé parfaite, chacune de ses grossesses se termine par un avortement et l'accoucheur trouve dans l'examen du fœtus et du placenta la preuve que la syphilis est en cause.

Toutefois, il se peut fort bien qu'aucun incident ne vienne traverser la grossesse; l'enfant naît à terme sans lésions spécifiques apparentes, et c'est seulement plusieurs mois, plusieurs années même après la naissance, que surviennent des accidents ou qu'apparaissent des stigmates révélateurs du mal héréditaire. Ainsi, c'est, plus souvent qu'on ne le croit, la syphilis du fœtus ou de l'enfant qui conduit à diagnostiquer rétrospectivement la syphilis des parents.

Or, les divers médecins qui ont tour à tour soigné les accidents précoces du syphilitique et ses manifestations viscérales tardives, qui ont surveillé les grossesses de sa femme, qui ont suivi d'un œil vigilant la santé de ses enfants, n'ont pu se transmettre les constatations qu'ils ont pu faire touchant la syphilis car ils s'ignorent; entre eux existent pour ainsi dire des cloisons étanches qui arrêtent leur regard investigateur. De là une thérapeutique souvent irrationnelle, lacunaire ou incohérente. Combien serait utile à cet égard la diffusion du livret de santé sur lequel sont inscrits les principales dates du passé pathologique du malade, le résultat des examens cliniques et biologiques, les divers traitements prescrits. Tenu à jour, ce livret établirait en quelque sorte une liaison entre les divers médecins consultés successivement par le syphilitique et sa famille. Chacun d'eux pourrait en le parcourant embrasser l'ensemble de l'évolution morbide. Malheureusement pour des raisons diverses, par négligence ou insouciance, par crainte aussi de laisser en cas de perte ou de décès un témoignage écrit d'un mal qu'il s'applique à céler, le syphilitique se refuse trop souvent à conserver ce livret et le détruit.

*
* *

En conviant les représentnats les plus qualifiés de la syphiligraphie, de l'obstétrique et de la pédiatrie à une Conférence sur la Syphilis Héréditaire, dans la patrie de Ricord, de Roilet et surtout de Fournier qui a tracé de main de maître le tableau clinique de l'hérédo-syphilis, la LIGUE NATIONALE FRANÇAISE contre le PERIL VENERIEN, vise un but essentiellement pratique. Elle demande à ces trois ordres de spécialistes qui, plus que tous autres, sont aux prises, chaque jour, avec la syphilis héréditaire, de rechercher quels sont les moyens les mieux appropriés pour la reconnaître quand elle se dissimule sous un masque trompeur, pour prévenir la contamination du fœtus, ou traiter l'enfant si l'infection est déjà réalisée.

Lorsque la discussion des rapports sera close, vous aurez à condenser en quelques formules brèves, précises et substantielles des recommandations qui pourront être mises à profit par tous les praticiens. Cette tâche ne sera pas la moins délicate ; en rédigeant ces conclusions, la Conférence ne perdra pas de vue que la plupart des praticiens, non seulement dans les campagnes, mais aussi dans les grandes villes, sont encore, à l'heure actuelle, privés des ressources scientifiques que fournit le laboratoire.

Peut-être jugerez-vous opportun, mes chers Collègues, de signaler à vos gouvernements respectifs cette lacune préjudiciable qui retarde l'heure où la syphilis pourra être rayée de la liste des fléaux qui déciment l'humanité.

*
* *

Vous avez tous pris connaissance des rapports qui vous ont été remis en temps utile. Il n'y a donc pas lieu de les lire en séance publique. Chaque auteur se bornera donc à commenter en quelques mots ses conclusions. A chacune des trois questions, un jour sera consacré. La discussion commencée à la séance du matin sera continuée à celle du soir ; les communications connexes à la question traitée seront faites à la suite. Et quand l'ordre du jour sera épuisé, nous passerons à la discussion des conclusions. Le bureau de la Conférence vous soumettra un projet de rédaction que vous pourrez modifier à votre guise ou rejeter. Ai-je besoin d'ajouter que vos conclusions acquerront une grande autorité aux yeux des praticiens si elles sont votées à une forte majorité et mieux encore si elles obtiennent l'unanimité des suffrages.

Quant aux vœux qui pourront être émis au cours de la discussion, je pense qu'il faut en renvoyer le vote à la fin de la Conférence.

Avant d'ouvrir la séance de travail, le bureau de la Conférence désire s'adjoindre un certain nombre de vice-présidents nationaux et étrangers. Il vous propose la liste suivante : Pr Nicolas de Lyon, Pr Spillmann de Nancy, Pr Petges de Bordeaux, Pr. Ehlers de Copenhague, Pr. Dubois de Genève, Pr. Dohi de Tokio (adopté par acclamation).

La parole est à M. le Pr. Ehlers au nom des membres étrangers.

DISCOURS DE M. LE PROFESSEUR EHLERS

de COPENHAGUE

au nom des adhérents étrangers.

La Commission d'organisation m'a fait l'honneur de me demander de prendre la parole à la séance d'ouverture de notre conférence au nom des nations étrangères ici représentées.

J'espère que cette tâche me sera facile et que j'aurai le succès d'exprimer les remerciements unanimes de tant d'éminents collègues venant des différents pays du monde.

Nous remercions la France, nous remercions la Ligue Nationale Française contre le Péril Vénérien de nous avoir convoqués à la première conférence de la syphilis héréditaire, à la Faculté de Médecine de Paris.

Cette conférence ne pouvait pas se réunir ailleurs, car Paris est bien le berceau de l'étude scientifique de la syphilis héréditaire.

L'historiographie de la syphilis débute — comme vous le savez tous — au XVIe siècle. Mais les auteurs qui croyaient à une syphilis héréditaire étaient peu nombreux.

PARACELSE l'a observée, FALLOPE dit à ses élèves : « Vous allez voir que les enfants nés d'une femme contaminée fournissent la preuve du péché des parents, car ils ont l'air d'être à moitié cuits ». RONDELET (de Montpellier), Ambroise PARÉ et SCHENCK (de Strasbourg) ont également vu des enfants nés avec la syphilis; mais leurs voix étaient des voix isolées dans le désert.

Ce fut seulement vers la fin du XVIIIe siècle que le voile brumeux commença à se dissiper, et les plus éminents syphiligraphes et accoucheurs d'alors : BOERHAAVE 1730, ASTRUC 1736, FABRE 1748, LEVRET 1753 et SANCHEZ 1785 décrivent les diverses voies par lesquelles le fœtus peut être supposé avoir reçu l'infection de ses parents. En 1764, ROSEN VAN ROSENSTEIN (d'Upsal en Suède) nous fait faire connaissance avec la syphilis héréditaire tardive.

Raulin (*Paris* 1768) s'exprime ainsi : « *Le seul moyen prophylactique contre les maladies héréditaires, qui causent l'avortement, les enfantements irréguliers ou défectueux, la seule sau-
vegarde des enfants provenant de parents attaqués, c'est de guérir ces derniers avant la fécondation.*

« *Se marier, dit-il — quand on a de telles maladies, c'est frus-
trer la patrie, c'est mettre au monde des enfants qui ne peuvent
pas la servir et c'est se duper soi-même en se causant des chagrins
à propos d'une famille dans laquelle on a inoculé une mort prématurée, épée de Damoclès menaçant les têtes de tous ceux qui
naissent de cette famille et cela durant plusieurs générations.* »

Tout de même la question fut considérée comme très douteuse
encore, de sorte que la « Société Royale de Médecine » de Paris
proposa en 1790 un prix de 600 livres, pour un travail « par
lequel on désirerait voir établi s'il y aurait des signes certains
permettant de constater si les enfants naissent infectés du mal
vénérien; dans quelles circonstances cette maladie se transmet
des mères contaminées aux enfants, de ceux-ci aux nourrices et
inversement; comment la maladie évolue-t-elle, comparée à celle
qui attaque les adultes, et comment doit-on la traiter? »

Messieurs, ce prix n'a jamais été décerné. Mais les médecins
parisiens de l'Hospice de Vaugirard (fondé en 1780) pour les
femmes syphilitiques enceintes et leurs enfants, ainsi que pour
les nourrices, ont répondu à toutes ces questions par une série
de travaux remarquables, substantiels et classiques, surtout les
œuvres de Doublet (1761-1795), Mahon (1752-1811), son élève
Lamauve (1762-1821) et Berlin (1757-1828).

Honneur aux médecins de Vaugirard qui ont établi les bases
scientifiques de nos connaissances sur la syphilis héréditaire.

Jusqu'au milieu du xixe siècle le monde scientifique préférait
soutenir l'immunité de la mère, qui enfantait un syphilitique.
La loi de Beaumès-Colles ne reçut que bien plus tard sa vraie
interprétation : « La mère d'un enfant syphilitique est elle-même
syphilitique ».

C'est un médecin norvégien, Adam Œwre dont les travaux
sont assez peu connus, quoiqu'ils aient été publiés avec un
résumé en français en 1868-1876, sous le titre : « Des causes
de la syphilis héréditaire » qui a bien formulé la doctrine aujour-
d'hui dominante que la syphilis congénitale suppose toujours
une mère contaminée et qu'un père atteint de syphilis latente

n'a aucune part directe dans l'évolution de la syphilis congénitale et que la progéniture d'un tel père est fraîche et saine.

Vers la fin du XIX° siècle nous étions arrivés avec les travaux
admirables de Fournier et de ses élèves à cette constatation
que la syphilis tue les enfants, soit déjà dans le sein de leur mère
(surtout au 7° et 8° mois), soit dans les 10 jours qui suivent leur
naissance et cela avec une fréquence, qui peut être évaluée à 80
ou 90 o/o.

Les hospices de maternité gardent pendant une dizaine de
jours les mères et leurs enfants; après leur sortie, il reste donc
10 à 20 o/o de ces misérables, dont le sort peut être étudié dans
les services spéciaux des hôpitaux.

Il a passé dans mon service de l'Hôpital Communal de Copenhague depuis la fondation de l'Hôpital en 1863 jusqu'au 1er janvier 1924 : 2.239 enfants atteints de syphilis congénitale dont
712 sont morts à l'hôpital même. Cela donne une mortalité de
près de 32 o/o. Pendant ma période de fonctionnement, depuis
1911, il a passé 682 enfants avec une mortalité de 138, soit
20 o/o. Depuis 1919, la mortalité a baissé à 15 o/o.

Et les enfants, qui sortent blanchis, que deviennent-ils? Eux
qui n'ont jamais un père, qui ont quelquefois une mère, qui ne
les abandonne pas, qui ne désire pas leur mort.

C'est ce que WELANDER voulut savoir quand il fonda en 1900,
à Stockholm son asile pour 50 enfants, qu'il garda jusqu'à leur
mort ou leur guérison, au moins pendant 4 ou 5 ans.

Vous apprendrez au Congrès les résultats excellents de ces
soins donnés aux enfants incapables de se sauvegarder euxmêmes, de ce traitement méthodique comme celui qu'on applique aux adultes. Toutes capitales et quelques-unes des grandes
villes du Danemark, de la Norvège et de la Suède possèdent
actuellement des asiles dits Welander réservés aux enfants souffrant de syphilis congénitale.

Le Danemark en a trois de 52, 30 et 30 lits qui se trouvent
sous ma surveillance spéciale.

Le résultat que nous obtenons est très beau, obscurci pourtant
par près de 13 o/o d'idiots, que nous sommes forcés de livrer
aux asiles spéciaux.

Ceci est dû surtout au fait que nous admettons aussi les enfants un peu âgés souffrant de kératite parenchymateuse.

d'otite labyrinthique, qui n'ont pas été traités dès leur naissance parce qu'on n'appliquait pas encore à leur naissance la réaction de Bordet-Wassermann.

L'ère nouvelle si brillamment inaugurée par les grands médecins des maternités de Paris Adolphe Pinard, Bar, Couvelaire, Brindeau, secondés par leurs collègues de syphilidologie Queyrat, Jeanselme, Hudelo, Leredde, Milian, Marcel Pinard à Paris, Nicolas, Carle à Lyon et Spillmann à Nancy a déjà changé notre horoscope à cet égard.

Les femmes qui entrent dans les maternités de Paris, et qui représentent les fameux 33 o/o de syphilis ignorée qu'enseignait mon maître Alfred Fournier sont déjà traitées pendant leur grossesse pour mettre au monde des enfants sains d'apparence, qui au bout d'une longue période d'observation, après surveillance rigoureuse, peuvent être rendus à la Société, qui en a tant besoin.

Ce sont encore les accoucheurs et médecins de la Ville-Lumière qui nous ont ouvert cette nouvelle route pour arriver au résultat glorieux dans un avenir non lointain de la suppression de la syphilis congénitale.

Où peut-on mieux qu'à Paris discuter toutes ces questions?

Au nom de mes collègues étrangers, j'ai l'honneur de remercier « Lutetia Parisiorum » de cette invitation toute précieuse.

DISCOURS DE M. PICCARDI

Au nom des syphiligraphes italiens.

Au nom de l'Association Professionnelle des Dermatologistes Italiens, de la Section Piémontaise de la Société italienne de Dermatologie et Syphiligraphie, et de la Ligue Italienne contre le péril vénérien que j'ai l'honneur de représenter, je porte les salutations des dermatologistes italiens à la noble Nation française, avec laquelle nous nous trouvons encore une fois réunis, pour combattre un ennemi commun, un ennemi de l'humanité.

Comme dans les temps héroïques de notre Résurrection Nationale, les armées françaises et italiennes combattirent l'une près de l'autre à Solférino; comme en 1870 Garibaldi en accomplissant le vœu de reconnaissance du peuple italien envers la France, termina son épopée avec la bataille de Dijon ; comme les avant-gardes rouges des Argonnes, représentants du sentiment populaire, furent le prélude de la fusion des deux armées, dans la guerre mondiale; ainsi toujours dans l'heure du péril, l'amitié fraternelle des deux peuples, qui peut quelquefois sembler assoupie, se réveille et se rallume pour les victoires de la civilisation.

Aujourd'hui aussi, nous avons devant nous un ennemi trompeur, insidieux, presque caché, qui peut coûter à chaque nation un nombre de victimes presque égal à celui d'une guerre, qui, comme elle, et peut-être pire, affaiblit et dégénère les survivants, en étendant ses effets délétères aux générations futures.

Contre lui s'insurgent encore les alliés d'hier, avec les armes de la science; et si l'action est coordonnée, intense et inspirée des nouvelles conquêtes de la syphiligraphie, la victoire, dont nous apercevons déjà les lueurs, sera immanquable.

Avec ces sentiments, j'apporte ma modeste contribution au grave problème de la syphilis héréditaire, que vous avez donné comme sujet du Congrès.

ALLOCUTION DE M. HUDELO

Secrétaire général.

Messieurs,

J'ai l'agréable devoir de vous signaler les noms des Délégués qui ont été accrédités près de notre Conférence : M. le Président du Conseil Painlevé est représenté par M. le Médecin principal Guy-Bonnet, de son cabinet militaire, que je suis heureux de saluer. M. le Ministre de l'Instruction publique a délégué M. le Doyen Roger, qui nous honore de sa présence et que nous ne saurions trop remercier de la confortable hospitalité qu'avec son habituelle amabilité il veut bien nous accorder dans cette Faculté. M. le Ministre de la Marine est représenté par M. le Médecin en chef de 1re classe Defressine.

L'Académie des Sciences a délégué près de nous M. le Prof. Widal et M. le Médecin inspecteur général Prof. Vincent, l'Académie de Médecine M. Barrier, son Président. La Ligue Nationale Belge contre le Péril vénérien est représentée par son Président, M. le Prof. Bayet, et son secrétaire général, M. Schraenen que j'ai plaisir à saluer.

M. le Dr José Marin Peyri est délégué près de nous par la Faculté de Médecine de Barcelone ; M. le Dr Antoine Peyri, par la Société Médicale d'Hygiène antivénérienne de Barcelone et la Société Catalane de Dermatologie et de Syphiligraphie ; ce sont deux amis fidèles de nos Congrès de langue française.

Nos collègues italiens de l'Association professionnelle des Dermatosyphiligraphes italiens et de la Section Piémontaise de la Société Italienne de Dermatologie et de Syphiligraphie sont représentés par le Prof. Piccardi (de Turin) dont vous venez d'applaudir le cordial salut. Le British Social Hygiène Council a délégué M. le Dr Léonard Findlay. Le Gouvernement du Portugal a bien voulu déléguer le Dr da Silva, vieil ami de la France, fidèle de tous nos Congrès.

Notre vice-président, M. le Prof. Couvelaire, représente la Société d'Obstétrique et de Gynécologie ; la Société française de

Dermatologie et de Syphiligraphie a désigné son Président, M. le Dr Sabouraud; la Société de Médecine de Paris le Dr Henri Duclaux, son vice-président; la Ligue des Sociétés de Croix-Rouge le Dr René Sand.

Enfin, nous avons reçu de Léningrad deux télégrammes : l'un de la Société Tarnowsky, signé du Président Povloff et de MM. Valikanoff, Steina, Podvissotzky, Cherntovsky, Sachnovsky, Chaffire, nous envoyant les meilleurs vœux de succès scientifique et pratique, l'autre du Dr Elzina avec ses souhaits de succès.

Je dois vous citer les nombreuses excuses qui nous sont parvenues avec une expression de regrets qui nous est très sensible : Mmes la Baronne Robert de Rothschild et la Baronne Lejeune (née princesse Murat) qui ont apporté à notre Ligue un concours dont la générosité leur assure notre profonde gratitude; M. Paul Appel, ancien Recteur; M. Paul Lapie, Recteur de l'Université de Paris; M. le Médecin Inspecteur Rouget, appelé en mission aux Etats-Unis; M. Honnorat, Sénateur, et M. le Prof. Pinard, député, tous deux vice-présidents de notre Ligue; M. le Général Pau, Président du Comité Central de la Croix-Rouge; le Dr René Sand, secrétaire général de la Ligue des Croix-Rouges; le Professeur Montesano, Me Neville Rolfe, M. le Dr Mourier, Directeur Général de l'Assistance Publique à Paris; les Docteurs Gougerot, Ravaut, M. le Professeur Bayet, Président de l'Union Internationale contre le péril vénérien, rappelé brusquement à Bruxelles; le Dr Lépinay (de Casablanca), le Professeur Gammeltof et la Doctoresse Feilberg (de Copenhague), M. Dautry, Ingénieur en chef du Chemin de fer du Nord qui prête à notre Ligue un appui et une collaboration dont nous le remercions sincèrement; enfin M. Lefebvre Dibon, Président de l'Alliance Nationale pour l'accroissement de la population française.

J'ai, en terminant, Messieurs, le douloureux devoir d'évoquer ici la mémoire de notre adhérent M. le Professeur Haushalter (de Nancy), mort subitement le 2 juin 1925, à l'âge de 65 ans, et dont la carrière fut toute de travail scientifique, de dévouement et de bonté pour l'enfance.

ALLOCUTION DE M. LE Dr MABILLE

chef adjoint du cabinet du ministre de l'Hygiène,
délégué du ministre.

Monsieur le Président,
Messieurs,

M. Durafour, ministre du Travail et de l'Hygiène, regrette vivement de ne pouvoir assister à l'ouverture de notre conférence. J'ai le très grand honneur de le représenter ici et personnellement, je tiens à vous en exprimer toute ma satisfaction.

Demain soir, M. le Ministre assistera à notre banquet. Il vous dira toute l'importance qu'il attache aux problèmes de la morbidité et de la mortalité infantiles. Déjà au Congrès de la Natalité qui s'est tenu ces jours-ci à Clermont-Ferrand, il a souligné la nécessité primordiale qu'il y avait pour notre pays de faible population de lutter contre la mortalité des tout petits.

Des efforts considérables ont été réalisés. Ils ont été couronnés de succès. Des statistiques incontestables le prouvent. C'est grâce à la science et au dévouement du corps médical auquel on ne rendra jamais assez hommage.

Votre Ligue contre le Péril vénérien veut faire mieux encore. Sachant que la syphilis est la maladie qui épuise le plus la race, vous avez réuni syphiligraphes, accoucheurs et pédiatres pour étudier ensemble les meilleurs moyens d'éviter le mal héréditaire, de le déceler lorsqu'il est insidieux, de le traiter avec énergie.

Vous apporterez à la masse des praticiens avertis des règles précises de diagnostic et de traitement. Ainsi seront supprimées bien des tares. C'est un immense service que vous rendez à la santé publique. Votre Ligue aura bien mérité du pays.

Comme il n'est pas d'internationalisme plus noble que celui de la science, vous avez convié à vos assemblées les savants étrangers les plus illustres. Qu'ils me permettent de leur adresser au nom du ministre les souhaits de bienvenue qui vont toujours en France à ceux qui travaillent au mieux-être de l'Humanité.

Je salue respectueusement les membres de notre bureau et en particulier M. le Professeur Jeanselme qui va présider avec éclat et autorité à nos discussions. Je vous apporte l'hommage de reconnaissance du gouvernement de la République.

ELECTIONS DE VICE-PRESIDENTS

Le Bureau de la Conférence est complété par l'élection comme vice-présidents de :

MM. le Professeur Dohi (de Tokio),
    —   Dubois (de Genève),
    —   Ehlers (de Copenhague),
    —   Nicolas (de Lyon),
    —   Petges (de Bordeaux),
    —   Spillmann (de Nancy).

M. le Professeur Hutinel, qui assiste à la séance, est nommé Président d'Honneur de la Conférence.

PREMIERE QUESTION

LA SYPHILIS HEREDITAIRE LARVEE

MM. Leredde, Lesné et Boutelier, Devraigne et Carle exposent leurs rapports et déposent leurs conclusions :

M. Leredde: La divergence des opinions qui séparent les médecins au sujet de la syphilis héréditaire s'explique simplement par le fait que les uns et les autres n'emploient pas les mêmes moyens de diagnostic.

On ne peut expliquer autrement le fait que certains médecins d'enfants la rencontrent 5 fois sur 100 enfants venant aux consultations hospitalières, d'autres 19 sur 100, d'autres 30 sur 100.

A mon avis, tout enfant qui présente un état pathologique quelconque, en dehors des maladies aiguës et de troubles digestifs dus à des fautes d'alimentation grossière, est supect de syphilis héréditaire.

Au premier plan des moyens de diagnostic chez l'enfant, il faut placer les altérations sanguines que j'ai décrites : hypoglobulie, hypochromie et monocytose.

M. Lesné: L'hérédosyphilis larvée, c'est-à-dire celle qui se cache sous l'aspect d'une autre maladie ou d'un syndrôme plus ou moins banal, est infiniment plus fréquente que la syphilis héréditaire dont les manifestations cliniques constituent des signes de certitude qui imposent le diagnostic.

L'hérédosyphilis larvée tient une large place en pathologie infantile, mais s'il faut éviter d'en restreindre le champ, il faut éviter aussi de l'étendre à l'excès: toute affection de l'enfance dont l'origine nous est encore inconnue n'est pas fatalement syphilitique et tout hérédosyphilitique est susceptible de présenter une maladie indépendante de la syphilis.

Pour admettre des relations étiologiques entre un syndrôme et l'hérédosyphilis, il faut se baser sur des arguments cliniques, anamnestiques, biologiques, thérapeutiques et, avant tout, sur la fréquence de ce syndrôme chez les hérédosyphilitiques.

Peuvent s'observer chez les hérédosyphilitiques des anémies, des adénites chroniques, des manifestations ostéoarticulaires, des syndrômes endocriniens, des signes de réaction méningée, l'épilepsie, des troubles mentaux, des paraplégies, la sclérose pulmonaire et la dilatation des bronches, des malformations cardiaques, des hypertrophies du foie accompagnées ou non d'ascite isolées ou mieux associées à la splénomégalie, certains ictères, quelques néphrites albuminuriques, etc... Certaines affections infantiles ne peuvent être rapportéés à la syphilis ou n'en dépendent qu'exceptionnellement.

Le diabète sucré infantile même familial ne s'observe pas chez les hérédosyphilitiques; il s'améliore par la cure insulinique et n'est nullement influencé par le traitement spécifique. (Obs. Lesné, Marquézy.)

Les athrepsiques et hypotrophiques ne sont syphilitiques que dans un tiers des cas et dans la genèse de ces états, il faut faire intervenir en dehors de l'H. S. les erreurs de régime, l'avitaminose, les fautes d'hygiène, la carence solaire, etc...

Aussi bien un certain nombre d'hypotrophiques qui ne réagissent pas au traitement spécifique sont très améliorés par la cure insulinique, comme je l'ai montré avec Mlle Dreyfus-Sée.

Le craniotabes n'est ni syphilitique ni rachitique et ce trouble de l'ossification du crâne guérit rapidement par l'actinothérapie.

Si le rachitisme précoce, rare du reste, peut être syphilitique, le rachitisme banal des enfants de 8 à 15 mois reconnaît des causes bien différentes (erreurs de régime et surtout usage prématuré du pain et des farineux, carence solaire, etc.). La réalisation du rachitisme expérimental chez le jeune rat blanc vient confirmer cette hypothèse.

Les réactions méningées ne sont pas rares chez le nourrisson atteint de lésions syphilitiques cutanées et viscérales, mais il est impossible d'admettre en dehors de ces cas la fréquence de la méningite syphilitique. Les enfants de tous âges font facilement des réactions méningées cliniques et humorales à l'occasion d'infections diverses bronchopulmonaires ou intestinales, réactions à évolution rapide et curables spontanément; l'H. S. n'y joue aucun rôle. Quant aux méningites suraiguës de la seconde enfance, elles sont le plus souvent tuberculeuses et très rarement syphilitiques.

L'H. S. est certainement à l'origine d'un certain nombre de convulsions précoces apparaissant avant le quatrième mois; mais à partir du cinquième mois, l'étiologie devient infiniment plus complexe et en particulier la spasmophilie peut à elle seule les réaliser dans les deux tiers des cas ; elles guérissent alors par le chlorure de calcium sans addition de traitement spécifique.

La Chorée de Sydenham est due à une encéphalite dont les causes sont multiples (toutes les infections y compris le rhumatisme articulaire aigu, encéphalite épidémique et la syphilis très rarement).

Le traitement antisyphilitique ne la guérit pas. Seules peuvent être considérées comme de nature syphilitique les chorées tenaces et rebelles.

L'étiologie du mongolisme est inconnue, et je n'ai pu incriminer l'II.S. et encore sans pouvoir affirmer que ce fut un facteur étiologique que dans cinq pour cent des cas.

Si l'H.S. peut être incriminée pour expliquer la sclérose pulmonaire et la dilatation des bronches chez l'enfant, elle n'a aucune influence sur l'apparition des affections bronchopulmonaires aiguës et de l'asthme infantile.

J'en dirai autant des enterocolites chroniques dont la nature syphilitique est loin d'être démontrée. L'efficacité du calomel ou du tréparsol sur leur évolution ne révèle pas leur étiologie, car ces mêmes médicaments agissent très favorablement sur la dysenterie amibienne et sur la diarrhée des tuberculeux.

Les néphrites subaiguës et chroniques sont très exceptionnellement chez l'enfant, dépendantes de la syphilis héréditaire.

En tout cas, c'est un diagnostic qu'il ne faut admettre qu'avec la plus grande réserve car l'arsenic et surtout le bismuth sont nocifs pour le rein. Cette même réserve thérapeutique concerne les localisations hépatiques, accompagnées d'ictère et d'insuffisance du foie.

Enfin, l'eczéma vésiculeux banal du nourrisson, de même que le strophulus et le prurigo si communs chez l'enfant relèvent de fautes de régime et n'ont pas de rapport le plus habituellement avec l'II.S.

Ainsi compris, me semble-t-il, le domaine de l'II.S. larvée est encore très vaste; s'il est grave de ne pas la voir là où elle est, il est inutile et peut-être dangereux de l'admettre là où elle n'est pas.

Chaque fois qu'elle existe, il faut la traiter sérieusement et longtemps. S'il y a doute sur les causes d'un syndrôme, la thérapeutique spécifique est aussi à tenter, à la condition d'être prudent, s'il existe des lésions du foie ou du rein.

Si les résultats du traitement n'établissent pas la preuve absolue de la nature syphilitique d'une manifestation morbide, ils fournissent du moins un argument étiologique de haute valeur.

M. Devraigne : La syphilis héréditaire larvée (cachée, latente, possible) qu'il faut dépister parce que très atténuée ou localisée à un viscère ou à un appareil, peut tuer le fœtus ou le nouveau-né, permettre une existence précaire ou normale en apparence et ne se révéler que tardivement à la deuxième ou troisième génération.

Le *prématuré*, sain en apparence, souvent hérédosyphilitique peut mourir en quelques heures, en quelques jours, s'il n'est pas soumis au traitement.

Les *nouveau-nés* qui viennent avec un placenta un peu lourd, un peu plus du sixième de leur poids, ont souvent de la splénomégalie et doivent être traités. Si la mère a été soignée pendant la gestation, l'enfant, ayant un placenta normal, peut sembler sain : il doit être traité.

Les *gémellaires monochoriales* sont souvent d'origine syphilitique.

L'*hérédo* dont la mère a été insuffisamment ou pas soignée, ou même si la syphilis est paternelle, peut mourir dans les heures qui suivent la naissance, bien qu'il ne présente aucune lésion.

Les nouveau-nés qui tettent mal, sont très paresseux, ceux qui, bien réglés au sein, ne peuvent pas gagner de poids, certains vomisseurs bien réglés en quantité et en qualité, ceux qui les premiers jours, sans traumatisme obstétrical, présentent des convulsions dites essentielles, ceux qui ont une anémie inexpliquée, ou crient beaucoup la nuit, ceux qui plus tard présentent un retard dans la dentition, dans la marche, dans la parole, relèvent du traitement.

Le *diagnostic sérologique* est souvent très infidèle : le *traitement pierre de touche* révèle et guérit la syphilis héréditaire larvée.

La *syphilis héréditaire de 2° ou 3° générations* localisée à un viscère, à un appareil, aux glandes endocrines, peut se manifester à l'occasion d'une gestation et, sans traitement, donner les accidents de la syphilis acquise (fausses-couches, hydramnios, prématurité, surtout monstruosités). Le traitement confirme le diagnostic, surtout renforcé par une enquête familiale complète, quand elle est possible, et est curatif.

Peut-être certains cas étiquetés *auto-intoxications gravidiques* ne sont-ils que des cas de syphilis héréditaire laissés ignorés ?

Les *aplasies génitales*, cause de stérilité, relèvent de l'opothérapie et du traitement spécifique.

Tout médecin doit, lors d'un accouchement, peser l'enfant et le placenta, comme cela se fait dans les maternités.

Les *dispensaires de prophylaxie*, annexés aux maternités, doivent par leur action curative chez les mères, faire diminuer considérablement le champ de l'hérédo-syphilis larvée.

M. Carle: Il est encore difficile de tracer une limite précise
entre les lésions franchement syphilitiques héréditaires et celles
qui ressortent à d'autres étiologies. Mais nous sommes déjà as-
surés que nombre d'affections, autrefois attribuées à des troubles
digestifs, à des causes nerveuses, au rachitisme, à la tuberculose, ou à des inflammations banales sont en réalité du ressort
de l'hérédo-syphilis. Les résultats des traitements systématiquement appliqués et les recherches expérimentales ont démontré
la certitude de cette extension.

Nous croyons donc qu'il serait dangereux de vouloir limiter
actuellement le domaine des essais thérapeutiques. Nous ne pré-
jugeons pas pour cela de l'origine réelle de lésions ou de symptômes, mais les essais sont absolument nécessaires, si nous ne
voulons pas nous arrêter trop tôt dans la voie où nous progres-
sons en ce moment.

Si, du point de vue étiologique, la discussion doit continuer,
l'accord peut être fait sur cette conclusion thérapeutique, con-
forme à celles de mon rapport.

M. Leredde: Je ne suis pas d'accord avec M. Lesné sur un
grand nombre de points. J'insisterai seulement sur deux questions de la plus haute importance.

1° Les altérations que l'on rencontre dans le milieu sanguin
des enfants hérédo-syphilitiques sont d'une manière à peu près
constante, une hypoglobulie, une hypochromie et une monocytose souvent réunies, parfois isolées.

Je ne comprends pas la portée des objections de M. Lesné
qui concernent d'ailleurs uniquement les leucocytes. Après traitement, on constate, outre une augmentation de l'hémoglobu-
line et du nombre des globules rouges, la diminution constante
de la monocytose; ce fait suffit à prouver que la polynucléose
digestive n'intervient pas dans les phénomènes.

2° M. Lesné attribue l'entérite des enfants à toutes les intoxications et infections possibles, sauf à la seule syphilis. Cette
exclusion est complètement injustifiée, la syphilis est la cause
majeure de l'entérite infantile après les intoxications alimentaires et M. Lesné s'en assurera facilement lorsqu'il prendra la
peine de chercher la syphilis chez tous les enfants atteints d'entérite et d'agir sur de simples présomptions.

M. Milian. Il y a des divergences notables entre la façon de voir de M. Lesné et celle de la plupart des syphiligraphes, on pourrait même dire que ces divergences existent, non seulement entre M. Lesné et les syphiligraphes, mais même entre la plupart des pédiatres et les spécialistes de la syphilis, quoique M. le Prof. Marfan surtout et M. Hutinel aient donné une forte impulsion à la connaissance de la syphilis dans l'étiologie des diverses maladies du nourrisson et de l'enfant.

Ces maîtres expérimentés n'ont pas été suivis par leurs élèves pédiatres. Il est certain qu'il existe des raisons à ces divergences entre la façon de voir des pédiatres et celle des syphiligraphes. Il est possible de discerner quelques raisons de ces divergences :

1° L'examen clinique reste souvent muet pour les pédiatres. Cela tient d'une part à ce que, incontestablement, l'enquête familiale n'est pas poussée par eux aussi loin que par les syphiligraphes qui font ces investigations d'une manière pour ainsi dire automatique, à force de les pratiquer journellement.

2° Les parents des enfants avouent facilement la syphilis au syphiligraphe et la cachent avec soin au pédiatre qui est, la plupart du temps, le médecin de la famille, et à ce titre son confident habituel. Or, il est constant, malgré tous les conseils qu'on peut donner à ce sujet, que les clients refusent d'une manière véhémente de mettre leur médecin « qui est leur ami » comme ils disent, au courant de la misère syphilitique. Aussi les parents faussent-ils la plupart du temps les enquêtes menées par leur médecin habituel.

3° Les examens sérologiques pratiqués sont souvent insuffisants également parce qu'ils se contentent d'une séro-réaction et non de plusieurs. C'est ainsi que les pédiatres dénient à la réaction de Desmoulières une valeur réelle, et se privent dès lors d'un moyen d'information que nul autre ne peut remplacer.

Il y a encore à cela d'autres raisons qui sont des raisons thérapeutiques. Les traitements institués sont très souvent insufsants et ne peuvent servir dès lors à faire la preuve de la nature syphilitique d'une lésion.

M. Lesné nous a parlé, tout à l'heure, d'instituer un traitement d'épreuve doux et prolongé. Il est vraisemblable qu'un traitement d'épreuve doux n'aura pas de résultats démonstratifs, c'est-à-dire effectifs, dans au moins la moitié des cas.

Il y a des affections chroniques, qui nécessitent des années de traitement ou tout au moins des mois, sous une forme pour ainsi dire continue, avant d'obtenir un résultat patent. Cela est surtout vrai pour les arriérés intellectuels, pour les insuffisants de développement, pour les anémique· et pour une foule d'autres manifestations de la syphilis chronique. Si l'on se contente, dans des cas semblables, d'un traitement de quelques semaines ou quelques mois, on est voué d'avance à un insuccès complet et comme conséquence à nier l'origine de la nature syphilitique de l'affection en question.

J'ai toujours présent à la mémoire, lorsque j'ai en vue de semblables faits, le cas d'une petite fille de huit ans, hérédosyphilitique, très arriérée intellectuellement et qui, à côté de troubles nombreux du caractère, avait une insuffisance intellectuelle très accentuée. Elle était, entre autres. dans l'incapacité absolue de compter plus loin que 199; elle ne pouvait franchir 200 et elle était ainsi depuis des mois. Il a fallu 18 mois de traitement pour modifier son état physique (augmentation de taille et de poids), son caractère (fixation de l'attention, caprices et colères) et son état intellectuel (possibilité de compter indéfiniment au delà de 200).

La thérapeutique des affections du foie et du rein est négligée par les pédiatres au point de vue anti-syphilitique, sous prétexte que la nocivité de ce traitement. lorsqu'il y a des lésions antérieures du foie et du rein. Il est pourtant de toute nécessité d'instituer un traitement anti-syphilitique dans le cas où il y a des lésions syphilitiques du rein et du foie, ou même lorsqu'on suspecte celles-ci. Sans parler, de l'arséno-benzol. qui n'est pas si terrible qu'on veut bien le dire, ni du bismuth, il existe un médicament qui est, comme je l'ai montré, un spécifique pour le traitement de ces localisations de la syphilis : il s'agit du *cyanure de mercure* dont j'ai indiqué les propriétés diurétiques et duquel ont peut dire qu'il est le seul diurétique efficace dans les cas de cirrhose, particulièrement de cirrhose veineuse.

M. Lesné nous objecte que dans un grand nombre de cas où les syphiligraphes incriminent la syphilis, d'autres médications font beaucoup mieux : ainsi l'opothérapie, ainsi les régimes, ainsi les rayons ultra-violets. Il est certain que, dans un cas de myxoedème. l'administration de corps thyroïde fera disparaître rapidement les signes de myxoedème. surtout si le corps

thyroïde est très altéré par la maladie, mais le traitement antisyphilitique seul sera capable d'enrayer les progrès de destruction
du corps thyroïde si la syphilis est en cause, et de permettre ainsi
la guérison naturelle du syndrôme myxoedémateux. Au contraire, si l'opothérapie intervient seule, le syndrôme morbide ne
disparaîtra qu'à une condition : c'est de continuer indéfiniment
l'opothérapie thyroïdienne. A la suspension de celle-ci, le
myxoedème reparaîtra rapidement. On ne peut donc juger de
la valeur d'un traitement anti-syphilitique en le comparant aux
effets de l'opothérapie.

Le régime agit mieux dans le rachitisme, disent les pédiatres,
que le traitement antisyphilitique. Il est possible que dans certains cas le régime soit efficace dans le traitement du rachitisme, mais il est fréquent de voir les rachitiques guérir sans
régime, uniquement par le traitement antisyphilitique.

En réalité, les divergences entre pédiatres et syphiligraphes
sont plus apparentes que réelles. Tous sont, aujourd'hui, d'accord pour dire que la syphilis est capable de réaliser tous les
syndrômes morbides. Une seule chose sépare pédiatres et syphiligraphes : c'est la proportion des cas à étiologie syphilitique par
rapport aux autres. Il y a quelques années, les pédiatres considé-
raient le rôle de la syphilis comme presque nul dans l'étiologie
des maladies. Aujourd'hui, ils admettent la possibilité du fait,
dans un temps très rapproché ils en admettront la fréquence et
la multiplicité.

Je suis obligé, après ces généralités, de revenir sur certains
points particuliers qui me visent spécialement : j'entends par là
les contestations qu'a faites M. Lesné au sujet de la nature syphilitique que j'ai soutenue et que je crois démontrée de la cyphose,
de la chorée, et vraisemblablement du strophulus.

Il y a des cyphoses syphilitiques. J'en ai publié une observation
démonstrative chez l'enfant d'une famille syphilitique, connue
par moi depuis toujours, dont l'enfant était hérédo-syphilitique.
J'ai pu guérir, en quelques mois, par le traitement antisyphilitique sans aucune autre adjonction thérapeutique, une cypho-
scoliose à convexité droite en évolution depuis plusieurs semaines. Depuis ce cas, je recherche systématiquement l'hérédité
syphilitique dans les cas de cyphose, et il est bien rare que celle-ci
ne puisse se découvrir et bénéficier d'un traitement antisyphilitique.

M. Lesné, et beaucoup de pédiatres avec lui, nient la nature syphilitique de la *chorée de Sydenham*. Il est incontestable qu'il existe des chorées produites par l'encéphalite épidémique, dont elles représentent une séquelle. Mais l'encéphalite épidémique est une maladie rare, tandis que la chorée de Sydenham est une maladie fréquente. Cette disproportion de fréquence entre les deux maladies suffit à montrer que toutes les chorées ne sont pas d'origine encéphalitique. D'ailleurs, avant l'avènement en nos pays de l'encéphalite, la chorée de Sydenham existait.

D'ailleurs, les faits que j'ai rapportés sont suffisamment démonstratifs et prouvent d'une manière péremptoire qu'il existe une chorée à forme de chorée de Sydenham, qui est de nature purement syphilitique. Voici d'ailleurs comment les faits se sont présentés à mon observation :

En 1906, j'étais chargé de la consultation de médecine générale de l'hôpital de la Charité. Un jour, une mère m'amena sa fille âgée de 18 ans, parce que celle-ci était depuis une quinzaine de jours continuellement agitée de mouvements dont elle n'était pas maîtresse, et qui la rendaient extrêmement maladroite. A chaque instant, elle cassait à la maison de la vaisselle ou autres objets fragiles. L'examen de cette jeune fille montrait une chorée des plus caractéristiques. C'était la première manifestation de cette maladie chez cette jeune fille. Je fis déshabiller cette malade pour ausculter son cœur, et y trouver, en l'absence de douleurs articulaires antécédentes ou présentes, la preuve de la nature rhumatismale de cette affection. Or, le cœur était absolument indemne de toute lésion. Par contre, sur cette fille dont le tronc était nu, je fus frappé de la présence d'une magnifique syphilide pigmentaire du cou, révélatrice d'une syphilis ignorée de la patiente, ainsi que de sa mère et qui se manifestait seulement par quelques signes discrets (adénopathie, alopécie, céphalée). Frappé de l'existence de la syphilis et de l'absence de rhumatisme, je pensai que le syndrôme nerveux était peut-être en rapport avec la syphilis, et j'instituai un traitement par injections intra-veineuses de cyanure de mercure. Très rapidement, la malade s'améliora et en 15 jours la chorée de Sydenham avait complètement disparu. Il était donc incontestable que cette chorée était de nature syphilitique.

Partant de ce fait, je songeai à faire une enquête plus étendue sur les rapports de la chorée et de la syphilis; c'est ainsi que je pus, grâce à la bonne volonté de certains médecins d'enfants, faire dans quelques services d'enfants une enquête sur l'état de chorée qui y existait alors. Et, à ma grande surprise, au lieu de rhumatismes articulaires chez ces petits malades, je trouvai dans les antécédents de vagues douleurs dans la continuité des membres, et dont certaines étaient en rapport avec des manifestations larvées de la syphilis osseuse. Par contre, je trouvai de nombreux attributs de syphilis héréditaire et la réaction de Wassermann, surtout avec l'antigène Desmoulières, positive dans un nombre important de cas.

Il est curieux, d'ailleurs, de voir que les pédiatres, convaincus de la nature rhumatismale de la chorée de Sydenham, ne donnent jamais le salicylate de soude dans le traitement de cette maladie. Ils savent sans doute que cette médication ne leur donnerait aucun résultat. Par contre, ils administrent à haute dose la liqueur de Boudin qui est, comme on le sait, un arsenic, c'est-à-dire un antisyphilitique incontestable.

Il n'a pas encore été publié, à ma connaissance, de travaux sur la nature syphilitique du *strophulus*, et si les rapporteurs en font état, c'est qu'ils ont appris que dans mon service le strophulus était traité par la médication antisyphilitique. En réalité, bien que j'aie déjà beaucoup de documents à ce sujet, j'ai hésité jusqu'alors à les rassembler dans un travail à mettre au jour. De fait, je puis bien dire que Fournier a depuis longtemps indiqué la fréquence du prurigo et du strophulus chez les nourrissons hérédo-syphilitiques. Mais je ne sache pas qu'il ait essayé, ou qu'il ait au moins réussi à guérir le strophulus par la médication antisyphilitique. C'est cette recherche que j'ai faite sur un grand nombre d'enfants atteints de strophulus et qui ont été présentés à l'hôpital St-Louis par leurs parents. En réalité, dans la presque totalité des cas, soignés sans régime aucun, la guérison s'est faite rapidement par l'administration du traitement anti-syphilitique (mercure, arsenic, bismuth) dans des cas à poussées successives datant de plusieurs mois et de plusieurs années et qui, très souvent, avaient résisté aux efforts des pédiatres. Il est curieux de voir, dans certains cas, la rapidité avec laquelle les éruptions de strophulus peuvent être jugulées par une ou deux injections d'huile grise ou d'arsénobenzol. Les rares cas qui se sont montrés réfractaires étaient parfois des erreurs de diagnostic : éruptions parasitaires (puces ou poux) dont la physionomie

éruptive est parfois très voisine du stophulus et difficiles à diffé-
rencier. Il nous est arrivé de pouvoir faire le diagnostic différen-
tiel en hospitalisant les petits malades et en les soustrayant à
leur milieu familial où, malgré tous les conseils, ils continuaient
à héberger les parasites, alors qu'ils étaient guéris en une ou
deux semaines à l'hôpital par le séjour au lit dans des draps pro-
pres, et le port, dans la journée, d'habits d'hôpital désinfectés.

M. Lesné nous a dit tout à l'heure enfin que jamais la méningite syphilitique ne réalisait le tableau complet de la méningite
tuberculeuse, qu'en particulier elle manquait de fièvre et de la
symptomatologie si abondante de la méningite tuberculeuse. En
réalité, ces faits sont possibles ; j'ai pour ma part observé, cette
année encore, une méningite tuberculeuse avec fièvre et qui guérit admirablement par le traitement antisyphilitique.

M. G. Blechmann. — I. — *La Ligue Nationale Belge contre
le péril vénérien* a reproduit dans deux de ses brochures une
nomenclature des affections où l'H. S. paraît intervenir et que
nous avions établie en 1921 (*La Médecine Pratique*, déc. 1921).

Des travaux récents nous ont apporté la conviction que cette
liste (qui comprend les affections les plus diverses) était sujette
à révision en ce qui concerne :

1° les hémorragies des nouveau-nés ; 2° l'hydrocèle vaginale
unilatérale et irréductible; 3° la maladie des vomissements habituel; 4° le cranio-tabes.

1° *Hémorragies du nouveau-né.* — Certains cas de melaena
ont été guéris rapidement par la simple transfusion de sang maternel total dans le sinus longitudinal supérieur. Aucun traitement antisyphilitique n'a été appliqué : aucun symptôme,
pouvant se rattacher à une syphilis latente larvée ou cryptique
n'a apparu depuis 2 ans (H. Vignes).

2° *Hydrocèle vaginale unilatérale irréductible du nourrisson.*
— Des nourrissons que nous avions traités pendant plusieurs
mois et sans fruit par le mercure ont été guéris définitivement
par la ponction de l'hydrocèle et l'injection d'alcool. Il survient
rarement une récidive : le même traitement appliqué de nouveau
amène une guérison définitive.

3° *La maladie des vomissements habituels du nourrisson.* —
Il s'agit des vomissements constants qui ne sont attribuables ni

à la suralimentation habituelle, ni à la sous-alimentation, ni à l'intolérance pour un lait déterminé, ni à l'anaphylaxie lactée, ni à une sténose hypertrophique du pylore et qui résistent à la thérapeutique par le bromure et la belladone.

Ils ont été attribués par M. Marfan à une hyper-excitabilité émétisante d'origine hérédo-syphilitique.

En effet, ils s'améliorent souvent après plusieurs semaines d'ingestion de lactate d'Hg au 1/1.000ᵉ.

Or, nous avons observé plusieurs cas de maladie des vomissements habituels qui ont guéri par l'actinothérapie sans traitement antisyphilitique. Chez un nouveau né que M. Fredet a soigné avec nous (état grave avec dénutrition à marche rapide, blocage complet de la bouillie barytée, exploration chirurgicale négative), les vomissements ont cessé à la troisième séance de R.U.V., tandis qu'apparaissait tardivement le signe du facial pour disparaître par la suite.

Il semble bien que, chez ces petits malades, il faille attribuer avec H. Lemaire la maladie des vomissements habituels à une *tétanie latente*, affection que rien ne permet actuellement de rattacher à l'hérédo-syphilis.

4° *Le cranio-tabes.* — Tous les cas de cranio-tabes que nous avons suivis depuis deux ans ont guéri avec quelques séances d'actinothérapie et l'administration de sels de calcium, *incomparablement plus vite* qu'avec le traitement antisyphilitique (soit mercuriel, soit arsenical).

II. — On a avancé :

a) que la « fréquence des méningites que les médecins déclarent tuberculeuses et qui sont syphilitiques » est « sans doute énorme ».

Les enquêtes que nous avons menées à la consultation de l'Hospice des Enfants-Assistés, au centre d'Elevage de Mainville (enfants issus de tuberculeux, confiés par l'Office Public d'Hygiène Sociale) et dans notre clientèle, nous ont montré que chez l'enfant qui a dépassé 4 mois, la méningite syphilitique est malheureusement très rare et que la fréquence plus grande de la méningite depuis la guerre est due au nombre considérable de réformés tuberculeux qui sont les pourvoyeurs actifs et inconscients de la contamination familiale.

b) que « l'entérite syphilitique est banale » et qu'elle tue peut-être « 50, 60 ou 80 o/o des enfants dont le décès est attribué à l'entérite simple ».

S'il existait une entérite syphilitique d'une extrême fréquence et dont les signes soient d'une « parfaite banalité », elle se verrait chez les enfants nourris au sein. Les travaux de M. Marfan ont montré que la diarrhée commune des enfants au sein ne présente aucune gravité, qu'elle guérit parfaitement après quelques semaines, sans sevrage et à l'aide d'une médication banale. Quant à la diarrhée commune des enfants à l'allaitement artificiel, elle est provoquée parfois et aggravée presque toujours par l'administration de calomel ou par un traitement antisyphilitique (en dehors des cas évidemment où le stovarsol ou le tréparsol stérilise une dysenterie amibienne (Lesné).

Prétendre que les diarrhées infantiles si fréquentes sont des entérites hérédo-syphilitiques, c'est dénier toute l'importance que les pédiatres attachent à l'allaitement naturel et compromettre tous leurs efforts pour remettre en honneur l'allaitement maternel ou pour obtenir la production d'un bon lait de vache parfaitement stérilisé.

III. — L'un des rapporteurs fait figurer parmi les affections variées que l'on peut rattacher à l'hérédo-syphilis, le diabète, l'asthme, l'eczéma, le psoriasis, le goître exophtalmique, la dyspepsie, l'appendicite chronique.

Quelques-unes de ces maladies datent des temps hippocratiques... Etendre ainsi le domaine de la syphilis héréditaire, c'est transformer celle-ci en véritable *caput mortuum*.

M. L. Queyrat. — A l'appui de ce que vient de dire M. Milian, je puis citer un cas de méningite syphilitique avec fièvre (39, 39.5) et pour lequel je fus appelé en consultation dans le centre. Il s'agissait d'un enfant de cinq ans qui présentait au complet le tableau clinique de la méningite tuberculeuse (céphalalgie, photophobie, ventre en bateau, raie méningitique, vomissements, constipation, décubitus en chien de fusil). Le diagnostic était indéniable, me disaient trois confrères qui suivaient le petit malade depuis dix jours. Une chose cependant me paraissait ne pas cadrer avec l'hypothèse des médecins traitants, c'est que le début s'était fait brusquement, en pleine santé, par des convulsions et j'émis l'hypothèse d'une méningite syphilitique : on m'objecta la fièvre. Je demandai si on avait fait une enquête familiale au point de vue syphilis : elle n'avait pas été faite. Je fis comparaître le père de l'enfant et après lui avoir montré l'importance capitale qu'allait avoir sa réponse au point de vue de la guérison possible de son enfant, je lui demandai s'il avait eu la syphilis. Il avoua l'avoir eue deux ans avant son mariage et ne s'être traité que d'une façon relative.

Fort de cette déclaration, je mis le petit malade aux frictions et à l'iodure de potassium et il guérit rapidement, contre toutes les prévisions des confrères.

L'existence de la fièvre ne doit donc pas faire rejeter l'hypothèse de méningite syphilitique.

M. Blechmann me semble aller beaucoup trop loin en disant que l'hydrocèle des nourrissons, même bilatérale, n'a pas de valeur comme signe révélateur de la syphilis héréditaire, la preuve c'est qu'on peut très bien guérir cette hydrocèle en injectant dans la vaginale soit de la teinture d'iode, soit de l'alcool. Il est entendu que l'hydrocèle des nourrissons peut dépendre de plusieurs causes, mais en présence d'une hydrocèle, surtout bilatérale, chez un nourrisson, *la première* chose à laquelle doit penser un médecin, *c'est la syphilis héréditaire*, et cette première suggestion doit s'étayer de l'examen du testicule, qui, dans le cas de syphilis est d'ordinaire augmenté de volume, souvent induré, mais il peut exister des hydrocèles de nature syphilitique sans lésion testiculaire bien appréciable.

Quant à l'action curative d'un traitement purement local, elle ne prouve pas que la lésion ne soit pas de nature syphilitique. On guérit quantité de lésions dûment spécifiques par un simple traitement local. Voici par exemple une femme atteinte de syphilis, à la période secondaire, dont la région génitale est pleine de plaques muqueuses où fourmillent les tréponèmes; on peut la guérir de ces accidents sans aucun traitement antisyphilitique: il suffit pour cela de la maintenir au repos, de lui faire des pansements de la zone malade, soit avec de l'eau légèrement alcoolisée, ou de l'eau oxygénée boriquée, elle prendra un bain d'amidon tous les deux jours; on lui saupoudrera ensuite ses lésions avec de la poudre de talc et en dix à quinze jours ce traitement purement local aura suffi, dans la majorité des cas, pour faire disparaître les plaques muqueuses. Un autre traitement local très efficace, et nullement antisyphilitique, consiste à faire sur les lésions des badigeonnages avec une solution de nitrate d'argent à 1/10.

Ira-t-on inférer de ces résultats que les plaques muqueuses ne sont pas des accidents syphilitiques parce qu'elles peuvent guérir sans traitement antisyphilitique et par le seul fait d'un traitement local? C'est à cette conclusion que nous mènerait la manière de voir de M. Blechmann. J'en dirai autant pour les accidents tertiaires qu'influence très favorablement et que guérit souvent la simple thérapeutique locale (syphilides ulcéreuses et ulcéro-croûteuses, par exemple).

Il faut savoir, je le répète, que nombre de traitements, purement locaux, sont susceptibles de modifier heureusement et de guérir des lésions spécifiques et de ce qu'une lésion guérit par le seul traitement local, il faut bien se garder de conclure qu'elle n'est pas de nature syphilitique : ce serait commettre une regrettable erreur.

M. Lesné. Je persiste à penser qu'on a beaucoup trop étendu le domaine de l'hérédo-syphilis larvée chez l'enfant; un diagnostic étiologique ne doit pas être basé sur une impression toute personnelle, ni sur des signes d'une banalité qui leur enlève toute valeur.

L'anémie du nourrisson dépend le plus souvent d'erreurs d'hygiène ou de régime ou bien elle succède à des infections variées; c'est seulement lorsqu'on a éliminé ces différentes causes et après échec de la thérapeutique ordinaire qu'on est en droit de penser à l'hérédo-syphilis, dans ce cas du reste la splénomégalie est constante. Quant à la leucocytose et à la monocytose, elles sont dans le premier âge trop communes pour qu'on puisse en ten[...] compte.

La m[...] Cheva[...] subaiguë syphilitique est malheureusement trè[s] rare, si on l'oppose à la méningite tuberculeuse si fréquente dans la seconde enfance. Le diagnostic de la méningite tuberculeuse est facile, puisque le bacille de Koch est toujours présent dans le liquide céphalorachidien, si on a la patience de l'y rechercher. Il n'est pas un médecin d'enfants qui, ayant porté ce diagnostic de méningite tuberculeuse, n'essaie le traitement antisyphilitique, escomptant toujours une erreur possible. Mais, hélas, l'inefficacité du traitement est toujours venue confirmer mon diagnostic.

La chorée de Sydenham n'est pas de nature syphilitique, au moins dans la grande majorité des cas. Loin d'affirmer qu'elle est toujours de nature rhumatismale (et je ne me base pas sur l'argument thérapeutique, car le salicylate de soude n'agit pas plus sur la chorée rhumatismale qu'il n'a d'action sur l'insuffisance mitrale de même origine), je considère que la chorée de Sydenham peut être secondaire à toutes les infections : scarlatine, fièvre typhoïde, angines, encéphalite épidémique. Seules sont parfois de nature syphilitique les formes prolongées, rebelles et tenaces.

Dans la plupart des chorées de Sydenham, le traitement antisyphilitique ne donne pas les résultats excellents de la cure par l'antipyrine ou par l'acide arsénieux.

Quant à l'eczéma banal du nourrisson et au strophulus, je n'ai pas constaté leurs relations avec l'hérédo-syphilis; ils guérissent avant tout par le régime, mais il faut un régime judicieusement prescrit et rigoureusement observé.

CONCLUSIONS

La Conférence adopte les conclusions suivantes :

Les formes typiques de l'hérédo-syphilis sont loin de représenter la majorité des cas. Bien plus souvent, la syphilis héréditaire prend le masque d'une autre maladie.

Chaque fois que le praticien aura le soupçon que l'hérédo-syphilis de première ou de deuxième génération est en cause, il devra confirmer ses présomptions en faisant une enquête clinique, étiologique et biologique touchant le sujet et sa famille, mais toutes les recherches peuvent être négatives, quoique cependant il s'agit d'hérédo-syphilis.

Les observations faites pendant la gestation et au moment de l'accouchement (avortements multiples, naissances prématurées, hydramnios, rapport du poids de l'enfant et du placenta...) fournissent des données de haute valeur.

Dans bien des cas, un traitement d'épreuve doit être institué.

CONFERENCE DE LA SYPHILIS HEREDITAIRE

Séance du lundi 5 octobre après-midi.

Présidence de M. le Pr EHLERS

LA SYPHILIS HÉRÉDITAIRE LARVÉE

SOMMAIRE : Communications : 1° Dr SICARD DE PLAUZOLES : *Bilan de la Syphilis Héréditaire en France;* 2° Dr JERSILD sur : *Symptôme de probabilité de la syphilis héréditaire.* — *Résultats sérologiques chez 243 hérédo-syphilitiques de l'Hôpital Rud-Bergh* (Copenhague); 3° Dr NOGUER-MORÉ sur : *La valeur de quelques cas probables de toxi-syphilides comme moyen de diagnostic rétrospectif de la Syphilis héréditaire;* 4° MM. ROUBINOVITCH et PAUL LEFÈVRE : *La réactivation biologique de la réaction de Bordet Wassermann dans l'hérédo-syphilis tardive;* 5° Pr PICCARDI (de Turin) : *Origine et causes de la Syphilis héréditaire;* 6° Dr LOUIS BORY : *Deux syndromes d'hérédo-syphilis larvée : La surdi-mutité ; La sacralisation de la cinquième vertèbre lombaire;* 7° MM. PAUL BLUM et M. FATOU : *Les déterminations articulaires de l'hérédo-syphilis tardive;* 8° Dr H. PAUCOT (Lille) : *Fréquence de la syphilis héréditaire dans les milieux sociaux;* 9° Dr PAUCOT : *Mort in-utéro d'un anencéphale* (hérédo-syphilis maternelle, syphilis acquise paternelle); 10° Dr LOUIS QUEYRAT : *Modification du caractère et de la psychologie d'une fillette hérédo-syphilitique sous l'influence du traitement;* 11° Pr NOBÉCOURT et Dr LÉBÉE : *Hypothrophie de la première enfance et syphilis congénitale;* 12° Dr ICHOK : *La syphilis héréditaire et les statistiques;* 13° Dr LACAPÈRE : *Rôle de la Syphilis héréditaire larvée dans l'hémorragie cérébrale;* 14° MM. AVIRAGNET, HUBER et DAYRAS : *Quelques syndromes pouvant être réalisés ou influencés par la syphilis héréditaire;* 15° Dr LAIGNEL-LAVASTINE : *Les psychopathes hérédo-syphilitiques;* 16° Dr ANDRÉ TRÈVES : *Syphilis héréditaire tardive et Tuberculoses chirurgicales;* 17° Dr PAUL CHEVALLIER : *Deux cas d'hérédo-syphilis grave chez des enfants issus de pères soignés dès le début du chancre et déclarés guéris: Note sur onze enfants de pères syphilitiques paraissant normaux mais dont le Wassermann est positif; tenacité du Wassermann positif malgré le traitement;* 18° Dr ANDRÉ LÉRI sur : *Un signe fréquent et peu connu de la syphilis héréditaire larvée.*

BILAN DE LA SYPHILIS HÉRÉDITAIRE EN FRANCE

par le Dr Sicard de Plauzoles.

En se basant sur les statistiques de M. le professeur Marfan et de M. le professeur Couvelaire, on peut établir le bilan de la syphilis héréditaire de la manière suivante :

Avortements syphilitiques. _ 42 pour 1.000 naissances vivantes.
Morts-nés .... 21 — —
Morts par syphilis :
    de 0 à 1 an........... 33 — —
    de 1 à 15 ans.......... 15 — —

    Pertes totales......... 111

soit pour 752.101 naissances vivantes en 1924.

83.483 enfants enlevés à la France par la syphilis héréditaire.

SUR UN SYMPTOME DE PROBABILITÉ
DE LA SYPHILIS HÉRÉDITAIRE

par le Dr O. Jersild.

En présentant mes remerciements aux rapporteurs dont j'ai lu les rapports avec le plus vif intérêt, je me permets d'attirer l'attention sur un signe de probabilité de l'hérédo-syphilis, étudié à l'hôpital Dudolph Bergh (Copenhague) par mon interne le Dr Gelbjerg Hansen, dont les recherches sont publiées seulement en danois. Il s'agit de la *sédimentation des globules rouges* et de la vitesse avec laquelle s'établit ce phénomène.

Nous avons constaté :

1° Qu'une augmentation de la vitesse sédimentaire se voit toujours en cas d'une réaction positive de B-W.

2° Que l'on peut trouver une réaction positive (vitesse augmentée) chez le nouveau-né hérédo-syphilitique sans symptômes cliniques *avant* que la réaction de B-W ne devienne positive (jusqu'à 15 jours).

3° Que, sous l'influence du traitement, les deux réactions positives deviennent en même temps négatives, celle de sédimentation comme celle de B-W.

4° Qu'une sédimentation normale, constatée à plusieurs reprises chez un nouveau-né, est en faveur de l'indemnité de l'enfant.

Comme la mégalosplénie du nouveau-né garde une certaine valeur diagnostique chez l'hérédo à cause du défaut d'autres affections morbides pendant la première période de la vie, la réaction de sédimentation a aussi comme présupposition un enfant sain par ailleurs (pas de fièvre, pas de réaction positive de Pirquet, etc.); mais, avec cette réserve et eu égard à cela, je regarde le phénomène comme un supplément précieux pour dépister une syphilis héréditaire larvée du nouveau-né.

RESULTATS SEROLOGIQUES
CHEZ 243 HEREDO-SYPHILITIQUES

par le Dr O. JERSILD.

(Hôpital Rudolph Bergh, de Copenhague.)

118 nouveau-nés (cas récents)
- 99 avec sympt. et + BW.
- 15 sans sympt. et + BW.
- 4 sans sympt. et + BW. mais, à l'âge de 3-5 mois, ces 4 enfants présentaient tous des sympt. cliniques et + BW.

125 âgés de 3 mois à 20 ans
- 96 non traités
  - 83 avec sympt. et + BW.
  - 13 sans sympt. et + BW.
- 29 traités
  - 21 avec sympt. et + BW.
  - 4 sans sympt. et + BW.
  - 2 avec sympt. et ÷ BW.
  - 2 sans sympt. et ÷ BW.

Total : 243.

243 hérédo-syphilitiques ont passé dans mon service pendant les années de mon fonctionnement comme chef. 118 ont été des nouveau-nés; ils ont tous eu une réaction de B-W. positive. Quatre d'entre eux sont nés sans symptômes cliniques et avec une réaction négative; mais, à l'âge de 3-5 mois, ils ont présenté des symptômes cliniques et une réaction positive.

Parmi les hérédo-syphilitiques plus âgés (2e groupe), tous les malades non traités (96) ont eu, sans exception, une réaction positive, et la plupart (25) des malades antérieurement traités ont aussi présenté une réaction positive, même dans les cas où on n'a pas constaté de symptômes cliniques.

Parmi nos 243 malades, nous n'avons eu que 4 réactions négatives (2 o/o), dont 2 chez des enfants avec manifestations.

Il existe donc une désharmonie entre nos résultats et les résultats français. MM. *Lesné* et *Boutelier* écrivent (p. 23 des rapports): « La réaction de W est parfois négative chez le nourrisson alors même qu'il est porteur de lésions spécifiques indiscutables. La positivité est encore moins fréquente chez les sujets plus âgés et serait exceptionnelle chez les héréditaires plus avérés, au-dessus de 16 ans », et tous les rapporteurs partagent cette opinion.

Quelle est la cause de cette désharmonie? Je l'ignore. Est-ce que la technique sérologique française est autre que notre technique danoise, exécutée à l'Institut sérothérapique de l'Etat? Je ne le crois pas; mais il faut laisser cette question aux sérologues. Plutôt, je pense que la désharmonie se base sur une vue générale différente. Il n'y a pas de doute pour moi que celui qui regarde par exemple une glossite exfoliative, un eczéma, un prurigo comme manifestations d'une syphilis héréditaire arrivera à enregistrer plus de réactions négatives que celui qui ne regarde pas ces lésions comme syphilitiques. Mais vous avez aussi le droit de dire que nous sommes trop conservateurs, que nous ne regardons comme syphilitiques que les cas aux symptômes classiques et que nous avons, par conséquent, toujours des réactions positives. Je pense bien que la vérité reste au milieu. Qui vivra, verra!

Je ne peux pas finir sans présenter mes remerciements aux rapporteurs qui m'ont inspiré beaucoup de nouvelles pensées, utiles pour le travail futur.

SUR LA VALEUR DE QUELQUES CAS PROBABLES DE TOXISYPHILIDES COMME MOYEN DE DIAGNOSTIC RETROSPECTIF DE LA SYPHILIS HEREDITAIRE

Par le Docteur NOGUER-MORÉ

*Chef du Service de Dermatologie et Syphiligraphie
à l'Hôpital de la Sainte Croix de Barcelone (Espagne).*

Nous appelons toxisyphilides certaines réactions cutanées du groupe du prurigo, urticaire, lichen ou eczéma de nature clinique non spécifique tout à fait chroniques, récidivantes ou familiales, dont il est aisé de remarquer dans leurs antécédents cliniques et sérologiques ou dans leur deuxième, troisième ou quatrième génération un ou plusieurs signes ou stigmates de probabilité ou certitudes d'Hérédo lues, lesquels en évoluant sur un terrain préparé par des états humoraux tributaires d'une toxidiathèse syphilitique, sont modifiables ou guérissables par le traitement spécifique.

Les obscures pathogénies qui s'opposaient au traitement étiologique de ces réactions cutanées, les affinités morbides qu'elles présentent parmi elles, nous ont poussé en suivant notre vénérable maître Ravaut à étudier soigneusement tous les malades du dit groupe. Voici ce que la clinique et la thérapeutique viennent de nous démontrer.

Notre statistique se rapporte à 79 malades chez lesquels a été institué le traitement spécifique qui a rétabli d'une façon générale tous ces malades. Il y en a 18 de *prurigo* de l'adulte, 10 de *strophulus*, 15 d'*urticaire*, 5 de *lichen* et 31 d'*eczéma*, tous de caractère chronique et récidivant que nous mettons dans les groupes suivants:

A) Malades chez lesquels nous avons constaté des traces certaines d'hérédo-syphilis dans leurs antécédents de deuxième et troisième génération : 3 *prurigos*, 3 *strophulus*, 5 *urticaires*, 1 *lichen*, 8 *eczémas*. = 20 = (25 %).

B) Malades avec des traces de probabilité: 2 *prurigos*, 3 *strophulus*, 2 *urticaires*, 6 *eczémas* = 13 = (16 %).

C) Malades chez lesquels nous avons constaté des traces de syphilis *latente* (héréditaire ou acquise) pas très lointaine et dont les réactions cutanées ne sont pas dues à la toxidiathèse, mais aux toxines spécifiques: 1 *lichen*, 2 *prurigos*, 2 *eczémas* et 1 *urticaire* = 6 = (7 %).

D) Malades chez lesquels nous avons constaté des traces certaines d'hérédo-syphilis avec antécédents héréditaires de tuberculose: 10 *eczémas*, 5 *strophulus*, 2 *prurigos* = 17 = (20 %).

E) Malades chez lesquels nous avons constaté des traces certaines d'hérédo-syphilis d'origine indéterminée = 24 = (30 %).

Nous en déduisons les suivantes conclusions pratiques:

1. — Les malades du groupes A se sont tous rétablis et les 3/4 environ ont été guéris par des traitements spécifiques plurimédicamenteux (stovarsol, narsenol, calomel) faibles et prolongés. Ils se sont aggravés par un traitement actif (néo, bi); de rares récidives après la disparition de lésions.

2. — Les malades du groupe B 11 % ont guéri par le même traitement; récidives fréquentes.

3. — Les malades du groupe C, 40 % se rétablirent et guérirent par un traitement actif (néo, bi), avec tendance à la récidive.

4. — Ceux du groupe D, léger rétablissement au début, aggravation en continuant longtemps le traitement (action toxique du As).

5. — Ceux du groupe E, rétablissement chez tous (action tonique du As). Sur 1/3 guérison (syphilis occulte?).

Deux cas de lichen zoniforme de topographie radiculaire sont particulièrement intéressants, lesquels guérirent rapidement par un traitement semi-actif.

Il faut toujours rechercher les traces ou *stigmates* d'hérédo-syphilis dans ces réactions cutanées et avec cela nous contribuerons à démontrer l'origine syphilitique d'un grand nombre de dermatoses dont la pathogénie avait échappé jusqu'à ce jour à toute recherche.

LA REACTIVATION BIOLOGIQUE DE LA REACTION DE BORDET-WASSERMANN DANS L'HEREDO-SYPHILIS TARDIVE

par MM. J. Roubinovitch et Paul Lefevre

Nous avons cru intéressant de présenter à la Conférence les résultats que nous avons pu obtenir en pratiquant systématiquement la réactivation de la réaction de Bordet-Wassermann pour rechercher l'hérédo-syphilis, dans les services de l'un de nous à l'Hospice de Bicêtre et à la Fondation Vallée.

La réactivation a été tentée par un traitement d'essai, de deux injections de sulfarsenol faites sous la peau à cinq jours d'intervalle aux doses de:

0.06 puis 0.12 pour les enfants de moins de dix ans,

0.12 puis 0.24 pour les enfants de dix ans et au-dessus.

Les examens de sang ont été pratiqués une première fois avant les injections de sulfarsenol et trois fois après: le 5, le 15 et le 25° jour après la deuxième injection; dans trois cas, l'examen a été fait le 32° jour.

Le sang prélevé a été examiné par trois méthodes différentes:

Méthode de Wassermann type avec antigène foie d'hérédo éprouvé de longue date,

Méthode de Hecht au sérum non chauffé,

Méthode de Desmoulières.

Nous avons pratiqué pour 120 enfants examinés et 20 témoins plus de 1.300 réactions.

Nous n'avons considéré comme positives, tant avant qu'après le traitement d'essai, que les réactions nettes et concordantes aux trois méthodes et quelques réactions ayant donné H 5 au Desmoulières.

Les résultats obtenus sont les suivants:

Chez les 120 enfants examinés, nous avions 12 réactions positives avant le traitement d'essai; nous en avons 27 après, la réactivation a donc été obtenue dans 15 cas.

Ainsi nous avons pu faire passer par l'emploi de cette méthode le nombre des sérodiagnostics positifs de 10 p. 100 à 22.50 p. 100, pour les 120 cas examinés.

L'examen clinique pratiqué postérieurement aux examens de sang nous a montré que les 12 réactions positives et les 15 réactivations provenaient bien d'enfants hérédo-syphilitiques, réserve faite de trois cas où il nous a été impossible d'avoir des renseignements précis.

Parmi les 15 sujets réactivés, six avaient présenté, soit il y a un an, soit immédiatement avant le traitement d'essai, une réaction subpositive, ou douteuse. Dans ces six cas, nous avons obtenu une réaction franchement positive après les injections de sulfarsenol. Chez les neuf autres sujets, la réaction était entièrement négative avant le traitement d'essai.

Dans les 15 cas réactivés, le maximum de positivité de la réaction a été observé:

Le 5e jour dans 7 cas; le 15e jour dans 4 cas; le 25e jour dans 3 cas; le 32e jour dans 1 cas.

En examinant la courbe des réactions aux différentes dates, nous avons été frappés de constater après le traitement, deux fois pour des réactions nettement positives et deux fois pour des réactions subpositives avant les injections un « fléchissement de la positivité » avec reprise au 25 ou au 32e jour.

Les 93 autres sérums examinés n'ont pas donné de réaction positive. Le recueil des observations de ces cas nous a permis de trouver l'hérédo-syphilis à titre de certitude ou de simple possibilité chez 7 enfants; pour six d'entre eux, le sérodiagnostic pratiqué à des âges différents et chez certains à plusieurs reprises, avait toujours été négatif; le septième nous avait donné une réaction subpositive avant traitement, un seul examen a été pratiqué le cinquième jour après, probablement à la phase de fléchissement momentané; un examen fait au quinzième jour nous aurait peut-être permis d'enregistrer une réactivation de plus.

Ces faits, qui seront rapportés avec le détail des observations dans la thèse de l'un de nous, ont amené à vous soumettre les conclusions suivantes:

1° La méthode décrite par M. Milian en 1911 sous le nom de « Réactivation biologique de la réaction de Wassermann » rend les plus grands services pour le diagnostic de l'hérédo-syphilis, soit qu'à une réaction négative succède une réaction franchement positive, soit qu'à une réaction faiblement positive succèdent des réactions de positivité croissante;

2° La réactivation nous a paru rigoureusement spécifique;

3° La technique doit être suivie à la lettre, faute de quoi toute tentative de réactivation restée sans effet n'aura pas de valeur.

Le traitement d'épreuve pourra consister:

Par voie sous-cutanée: en deux injections de sulfarsenol faites à cinq jours d'intervalle aux doses de:

Chez le nourrisson : un demi-centigramme puis un centigramme par kilo;

Chez l'enfant jusqu'à dix ans: 0.06 puis 0.12;

Chez l'enfant de dix ans et plus: 0.12 puis 0.24.

Chez l'adolescent et l'adulte: 0.18 puis 0.36.

Par voie intra-veineuse: en deux injections de novarsenobenzol faites à cinq jours d'intervalle aux doses de:

De six à dix ans: 0.10 puis 0.20;

De dix à seize ans: 0.15 puis 0.30;

Chez l'adolescent et l'adulte: 0.30 puis 0.45.

4° Les prélèvements de sang seront faits:

En cas de réaction franchement négative avant le traitement d'essai, le 3, le 10 et le 20° jour.

En cas de réaction faiblement positive avant le traitement d'essai, le 10, le 25 et le 35° jour.

Ces dates doivent être comptées du jour de la première injection quand le traitement est fait par voie intraveineuse; du jour de la deuxième injection quand le traitement est fait par voie sous-cutanée.

5° Nous rappelons que, qui dit réactivation suppose qu'il y a eu un moment où le sérum du sujet aurait donné un diagnostic positif; mais il faut savoir qu'il existe des cas où l'infection syphilitique est évidente et ne s'accompagne d'aucun signe sérologique, dans ces cas la réactivation ne sera pas obtenue.

6° Nous avons pensé qu'au moment où pédiatres et syphiligraphes s'ingénient à dépister l'hérédo-syphilis, une méthode qui, dans les cas douteux, pouvait créer la certitude, méritait d'être mise en œuvre systématiquement.

ORIGINE ET CAUSES
DE LA SYPHILIS HEREDITAIRE

Prof. G. PICCARDI (Turin).

Les différents modes de transmission de la syphilis sous forme d'infection ou de caractères dégénératifs et dystrophiques, des parents aux enfants (*syphilis congénitale, syphilis héréditaire*) admises pour le passé et basées sur des conceptions d'analogie avec d'autres infections, ou sur des anciennes observations cliniques, non appuyées des recherches modernes de laboratoire, ont perdu toute valeur; de même, il en est pour les lois de Colles et de Profeta dont les interprétations doivent être totalement changées. Les faits, aujourd'hui établis par les nouveaux moyens d'investigation pour le diagnostic de la syphilis sont: 1.º la constatation que presque toutes les femmes qui ont des avortements à répétition, mort-nés, hérédo-syphilitiques, présentent la R.-W. positive ; 2.º la démonstration du spirochète dans les annexes fœtaux (placenta et cordon ombilical).

Le spirochète fut aussi trouvé mêlé au sperme, et avec ceci on put réussir à transmettre expérimentalement la syphilis aux animaux, mais non pas dans le spermatozoïde, lequel, en tel cas, pourrait difficilement être vital et suivre avec l'ovule les modifications normales et les proliférations cellulaires, provoquées par la fécondation.

En base à ces résultats de faits, il est prouvé pour le moment, seulement, la *syphilis congénitale infective du père et de la mère, ou seulement de la mère;* et, comme moyen unique et sûr de transmission, la circulation placentaire; tandis que la syphilis *ex patre* reste douteuse.

Les dystrophies ne sont probablement que des résidus de lésions vraiment syphilitiques, évoluées dans la vie intra-utérine, ou, des altérations des glandes endrocrines qui se manifestent avec des anomalies du développement.

Mes observations personnelles confirment ces données ; sur 55 mariages entre syphilitiques, je n'ai pu constater un seul cas de femme, qui, ayant eu des avortements à répétition, des mort-nés, ou ayant généré des hérédo-syphilitiques, ne se manifestât pas elle-même syphilitique, soit cliniquement, soit sérologiquement.

D'ailleurs dans tous les cas où la femme d'un syphilitique, soignée ou non, ne contracta pas la vérole, elle eut des enfants sains même si le syphilitique présentait à l'époque de son mariage la syphilis latente avec B.-W. positif, ou des manifestations secondaires actives, ou tertiaires, ou quaternaires, les plus graves, (aortite, tabes, paralysie progressive) même quand les enfants furent procréés au plein développement de ces affections.

On doit donc retenir comme cause nécessaire de la syphilis héréditaire, au moins comme règle générale, l'infection de la femme.

Il en résulte que le traitement dans le but de supprimer et prévenir les manifestations contagieuses, même quand on ne réussit pas à stériliser l'homme infecté, est le meilleur moyen de prophylaxie de la syphilis héréditaire.

On connaît depuis longtemps l'influence favorable des cures mercurielles-iodiques, lesquelles peuvent interrompre la série des avortements et des mort-nés et permettent aux syphilitiques la procréation d'enfants sains. Mais les arsenobenzols montrent une action plus énergique et plus rapide. Ils sont surtout indiqués durant la grossesse pendant laquelle on ne peut disposer que d'un temps limité pour agir sur le produit de la conception, et ils sont habituellement bien supportés.

De mes statistiques, il résulte : sur 58 mariages de syphilitiques, suivis pendant 15 ans, 43 eurent des enfants sains; 15 eurent des avortements, des morts-nés, des hérédo-syphilitiques. Des 43 malades avec enfants sains, 24 furent soignés exclusivement avec les arsénobenzols, c'est-à-dire : 5 en période primaire (cure abortive), 19 en période secondaire (dans 15 cas le père seul était infecté, dans 9 le père et la mère) ; 5 femmes étaient en pleine période secondaire éruptive pendant la grossesse; 5 hommes soumis à une cure mixte avec prévalence arsénobenzolique eurent tous des enfants sains; 6 malades soignés plus ou moins intensivement avec le seul mercure (en 5 cas, était infecté le père seul, et dans 1 cas le père et la mère) eurent aussi des enfants apparemment sains. Dans 8 mariages, on eut des **enfants** sains, bien que ni le père ni la mère ne fussent soumis à une cure, car comme on dit, la mère n'avait pas été infectée.

Il en résulte que même pour ce qui regarde la prophylaxie de la syphilis héréditaire, les arsénobenzols purs ou associés à d'autres anti-syphilitiques viennent en première ligne.

On peut donc prévoir que les arsénobenzols, de même qu'ils ont fait diminuer la syphilis acquise, réduiront, sans aucun doute, la syphilis héréditaire.

DEUX SYNDROMES
D'HEREDO-SYPHILIS LARVEE :

LA SURDI-MUTITE, LA SACRALISATION
DE LA CINQUIEME VERTEBRE LOMBAIRE

par le docteur Louis BORY

Je m'en voudrais d'allonger encore la liste de tous les maux qu'on peut mettre sur le compte de l'hérédo-syphilis larvée et qu'on lui attribue trop souvent, à mon avis, davantage par impression qu'il doit en être ainsi que sur des preuves scientifiques certaines.

Cependant, je n'ai pas trouvé trace, dans les rapports de nos distingués rapporteurs, de deux syndrômes, dont un au moins a une importance considérable par le trouble matériel et moral qu'il apporte dans les familles qui ont la malchance de le voir survenir: Je veux parler de la *surdi-mutité*. Il serait capital de savoir quel rôle joue la syphilis dans sa genèse et si nous pouvons espérer par une thérapeutique « correcte » pour adopter l'expression de M. Leredde, prévenir le mal, le guérir ou tout au moins l'améliorer et faciliter ainsi l'œuvre éducatrice complémentaire.

Sur ce chapitre, mon ami le docteur de Parrel (1) a écrit un livre très remarquable, dans lequel il insiste particulièrement sur le rôle primordial de la syphilis dans l'étiologie de la surdi-mutité; mais il faut reconnaître que ce sujet, malgré son importance, n'a pas suscité encore d'étude clinique, statistique et thérapeutique suffisamment précise. Le cas suivant, qu'il m'a été donné de suivre et de traiter grâce à l'obligeance de M. de Parrel et que je résume très rapidement, me permet d'attirer l'attention du Congrès sur ce problème. Il rentre incontestablement dans le cadre de ces syphilis larvées qui nous occupent aujourd'hui.

(1) *Dr G. de Parrel* et *Mme J. Lamarque*. Les Sourds-Muets. — *Les Presses Universitaires de France* 1925.

Il s'agissait d'une fillette de trois ans, d'aspect absolument normal, sans aucun signe dystrophique, mais sourde de façon à peu près absolue et par suite muette. Réaction de Bordet-Wassermann négative.

Les parents avaient également toutes les apparences de la santé; l'enquête familiale était à peu près négative, sauf peut-être du côté de la grand'mère paternelle, morte à 41 ans, après avoir été enfermée à Sainte-Anne et dont les accidents conceptionnels multiples rendaient probable son atteinte par la syphilis.

Je fis aux deux conjoints la réaction de B-W et contrairement à l'attente, le sérum du père donna un résultat négatif, celui de la mère un résultat positif certain bien qu'atténué. Cette syphilis maternelle, que rien ne paraissait faire prévoir, m'était confirmée peu après par l'épreuve du traitement: chez la mère, il provoqua des douleurs vives qui, malgré l'absence d'indication d'une atteinte nerveuse, m'incitèrent à chercher l'état des réflexes; les patellaires et les achilléens étaient complètement abolis des deux côtés. Rien, ni dans les antécédents familiaux de cette femme, ni dans ses antécédents personnels jusqu'à la constatation de la surdi-mutité de son enfant, n'aurait pu faire songer à l'existence de cette syphilis occulte, si particulière **au** sexe féminin. Rien chez sa fillette elle-même ne permettait d'attribuer à la syphilis la lésion, infime sans doute, et isolée, de ses voies acoustiques.

Or, le traitement spécifique a, au bout de six mois (2 séries intraveineuses de novar, 1 série de bismuth) rendu à l'enfant une acuité auditive suffisante pour lui permettre d'entendre les voyelles et de les répéter. Dut-elle s'arrêter là, l'amélioration n'en est pas moins assez remarquable. De tels faits devraient inciter les pédiatres à songer plus souvent à dépister précocement la surdi-mutité, à rechercher la syphilis larvée qui doit en effet en être la cause la plus fréquente. Par le traitement, ils diminueraient peut-être le nombre des malheureux petits pensionnaires des Instituts spéciaux et faciliteraient souvent la tâche ingrate de leurs éducateurs.

La deuxième question que je pose est celle de l'origine hérédo-syphilitique de cette affection dite congénitale qu'est la *sacralisation de la cinquième vertèbre lombaire*. C'est à propos de l'observation que voici:

Il s'agit d'un garçon de 15 ans, hérédo-syphilitique certain
(avec gros foie, énorme rate...). Le père a eu la syphilis en
1900 et s'est marié quatre ans après; quatre enfants sont issus
de cette union: le premier, mort in utero, hydrocéphale; le second, le malade actuel; le troisième, mort subitement au sixième
jour ; le quatrième, âgé de 11 ans et en apparence bien portant.
Comme dans l'observation précédente, la mère a une syphilis
occulte, traduite simplement par une réaction de B-W faiblement positive et une abolition des réflexes patellaires et achilléens.

Or, le garçon de 15 ans, assez intensivement traité durant
les deux dernières années, en province, par l'un de mes amis,
m'était ramené ces jours passés pour des douleurs lombaires et
sciatiques persistantes, datant d'une bonne année. Pensant à
un mal de Pott possible, je découvre dans la région lombo-sa-
crée une large déformation rappelant en effet la gibbosité pot-
tique de la dernière vertèbre lombaire. Le jeune frère présente
une déformation analogue, mais beaucoup moins apparente et
ce qui complète l'intérêt de l'observation de son aîné, c'est le
caractère évolutif que possède actuellement sa déformation;
elle a un relief qui n'existait certainement pas il y a quelques
mois et les troubles fonctionnels s'exagèrent.

Que la sacralisation soit le fait d'un trouble de l'ostéogenèse
ou d'un processus fibreux ankylosant, il y a dans ce processus
quelque chose qui est assez dans la manière habituelle de la
syphilis et c'est pourquoi, à l'occasion de ce cas, je me crois
autorisé à poser devant la Conférence la question de l'origine
hérédo-syphilitique de cette déformation.

LES DÉTERMINATIONS ARTICULAIRES
DE L'HÉRÉDO-SYPHILIS TARDIVE

Par MM. Paul Blum et E.-M. Fatou

Nous avons eu l'occasion de suivre, ces dernières années, six malades atteints de manifestations articulaires variées que nous avons pu rattacher à l'hérédo-syphilis.

A côté de notions déjà classiques, ces observations offrent un polymorphisme clinique justifiant une révision de la classification et, surtout, mettent en valeur l'intérêt que présente l'étude cytologique et humorale du liquide articulaire.

Nous renvoyons, pour les détails concernant nos quatre premiers malades, à nos travaux antérieurement publiés :

Un cas de poly-arthrite hérédo-syphilitique tardive par MM. A. Gilbert, H. Benard et E. Fatou. (*Bulletin de la Soc. Méd. des Hôp.* du 14 décembre 1923).

Étude des épanchements articulaires de l'hérédo-syphilis tardive, thèse de notre ami Rougier (Paris, 1924), faite sous notre inspiration, dans le service du Dr Louste.

Les manifestations articulaires de l'hérédo-syphilis tardive, par E. Fatou, dans le numéro consacré à la Syphilis du *Bulletin Médical* (25-28 juillet 1924).

Nous rappellerons seulement, de ces premiers cas, les caractéristiques de chaque observation :

Observation I : (Gilbert, Benard, Fatou)

Jeune homme de 19 ans, atteint de rhumatisme polyarticulaire subaigu (38°) à expression clinique polymorphe : arthralgies, fluxions articulaires fugaces, hydarthrose bilatérale des genoux, arthrite ankylosante du coude, le tout accompagné de localisations oculaires (kératite double successive) et périostées (périostites du tiers inférieur des deux tibias).

Stigmates : Écartement des incisives inférieures, acromégalie légère.

Chez ce malade, le Wassermann du sang a été positif au maximum. Le liquide articulaire recueilli par ponction, sept mois après le début de l'hydarthrose, offrait un Wassermann positif total, et la formule cytologique suivante :

Polynucléaires intacts   84
Cellules desquamées   15
Lympho   1

L'inoculation du cobaye a été négative.

Pas de lésions osseuses à la radiographie, ni cliniquement.

La guérison progressive a été obtenue sous l'influence d'**un** traitement intensif et prolongé.

OBSERVATION : II (Louste, Fatou, Rougier)

Jeune homme de 21 ans, hospitalisé en chirurgie pour **hydar-throse** traumatique (accident de travail).

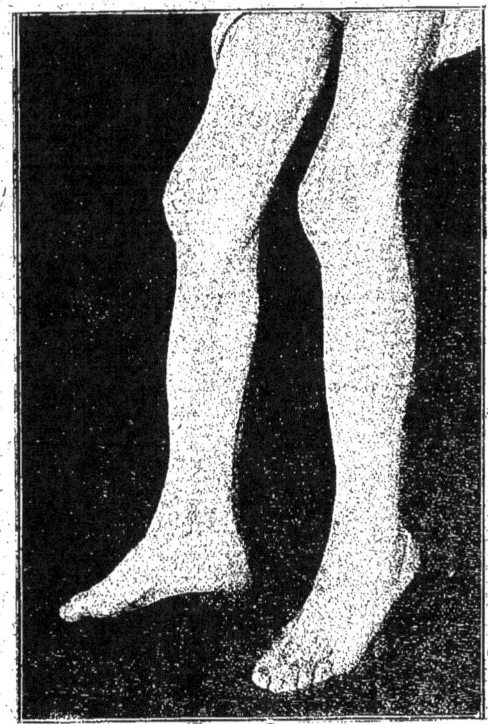

Fig. 1

En réalité, hydarthrose bilatérale, avec fluxion des poignets, état subfébrile à 38 °, Wassermann négatif dans le sang, mais positif après réactivation.

La ponction du genou, 45 jours après le début, a donné : **W.** du liquide articulaire positif au maximum (voir fig. 1).

Forme cytologique :

> Polynucléaires intacts 92
> *Moyens monos et cellules desquamées...* 8

Pas de lésions osseuses à la radiographie.

Stigmates nets :

Tibia droit, type Lannelongue;
Microdontisme des incisives inférieures;
Asymétrie faciale (hémiatrophie droite).
Guérison par le traitement.

Observation III : (Caussade et Fatou)

Femme de 31 ans, hydarthrose double, forme douloureuse, ankylosante, avec atrophie musculaire très marquée (voir fig. 2).
Kératite probable dans l'enfance, pas de stigmates.
Wassermann du sang négatif, même après réactivation.
Première ponction du genou, quatre mois après le début :
Wassermann positif total du liquide.

Formule cytologique :

> Polynucléaires nombreux.
> Quelques cellules endothéliales
> Pas de lymphocytes.

Deuxième ponction, dix mois après le début :

> Polynucléaires intacts 72
> Cellules endothéliales 8
> Lympho 6
> Moyens monos 14

Inoculation au cobaye, négative.

Évolution : état stationnaire vraisemblablement à cause d'un traitement institué trop tardif et trop faible.

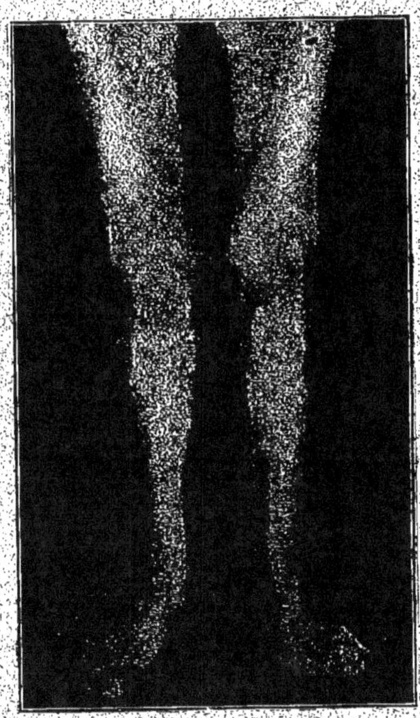

Fig. 2

OBSERVATION IV : (Blum et Fatou)

Soldat de 22 ans, hydarthrose double, insidieuse, indolente, chronique.

Une première ponction, quatre mois après le début, a donné du pus.

Six mois après le début :

Wassermann du sang positif au maximum.

Deuxième ponction du genou.

Polynucléose intense,
Desquamation synoviale,
Pas de lymphocytes.

Au bout de dix mois, troisième ponction :
Wassermann positif total dans le liquide articulaire.
Formule cytologique :

Polynucléaires 87
Lymphos 5
Cellules endothéliales 8

Or, à ce moment, le malade était énergiquement soigné depuis cinq mois, un genou était guéri, l'autre très amélioré.

Guérison maintenue actuellement, traitement poursuivi.

Observation V : (Fatou et Favory) inédite.

Garçon de 13 ans, kératite double, hydarthrose bilatérale indolente, du type Clutton, ni impotence, ni atrophie appréciable.
Stigmates : front olympien, palais ogival, arriéré.
W. du sang positif total, vérifié par toutes les techniques connues. (Gastou.)

Ponction du genou 15 jours après le début :
Wassermann du liquide articulaire positif total.
Formule cytologique :

Polynucléaires 78
Monos 5
Lymphos 5
Cellules desquamées 12

Guérison par le traitement.

Observations VI : (Fatou) inédite.

Homme de 38 ans, rhumatisme chronique sans fièvre.
Début en 1919 par le genou gauche, puis les deux genoux. En 1922, ponction du genou, inoculation au cobaye négative.
En 1923, prise des deux chevilles, puis des coudes et des poignets.
Intégrité des articulations des doigts.

Forme douloureuse, ankylosante. A la radio : lésions osseuses apparues progressivement : bec à perroquet à la face profonde de la rotule, etc... *Calcifications des grosses artères des membres*, visibles sur les clichés (tension artérielle normale aux quatre membres).

Wassermann du sang négatif.

Ponction du genou, le 30 juin 1924, soit cinq ans après le début.

W. positif dans le liquide articulaire.

Formule cytologique :

Polynucléaires 83
Cellules macrophagiques 4
Cellules rondes et monos 10
Lymphos 5
Quelques globules rouges
Picnose des éléments.

Soigné à tour de rôle pour rhumatisme blennorragique, pour rhumastisme déformant et pour rhumatisme tuberculeux, type PONCET.

Traitement anti-syphilitique depuis 1924, état stationnaire.

Ces faits nous semblent justifier les conclusions suivantes :

Les formes du rhumatisme hérédo-syphilitique clinique sont multiples. Les localisations articulaires peuvent évoluer sur le mode aigu, subaigu et chronique. Les formes à début aigu ou subaigu peuvent passer à la chronicité et inversement, on peut assister au réchauffement subit d'une arthrite d'allure jusque-là chronique.

Contrairement à l'opinion classique, les formes articulaires pures, synoviales, sans lésions osseuses, existent. La radiographie et l'examen clinique le prouvent. Ces formes nous paraissent plus fréquentes que les formes mixtes ostéo-articulaires : Dans un cas de DUPONT et PEYRE, arthrite suppurée hérédo-syphilitique du genou, ayant conduit à une résection, l'examen de la pièce opératoire a montré l'intégrité des extrémités osseuses, le processus était purement synovial. Ajoutons que la bilatéralisation ultérieure du processus inflammatoire fit penser à l'hérédo-syphilis, confirmée par le Wassermann et le cytodiagnostic articulaire.

I. — *La variété aigue* est représentée par l'arthrite suppurée hérédo-syphilitique, étudiée par les auteurs allemands et
italiens, niée à tort autrefois par KIRMISSON et JACOBSON. (Analogie avec les arthrites suppurées et la syphilis secondaire —
« tréponème pyogène » de GAUCHER — avec les arthrites suppurées du tabès).

II. — *La variété subaiguë* la plus intéressante est celle qui
simule le rhumatisme articulaire aigu, fébrile, type sur lequel
nous avons appelé l'attention avec le professeur GILBERT. Elle
est caractérisée par un grand polymorphisme clinique : arthralgies, arthrites fluxionnaires, arthrites avec épanchements.
L'évolution se fait vers la guérison ou la chronicité, soit sous
une forme d'hydarthrose chronique (genoux), soit sous forme
d'arthrite sèche, ankylosante (coudes).

Une deuxième forme de la variété subaiguë simule le rhumatisme blennorragique. C'est la *forme douloureuse*, réalisée par
notre troisième malade.

La malade s'immobilise en demi-flexion, l'atrophie musculaire, très importante ici, concourt à égarer le diagnostic.
Dans certains cas comme celui de DUPONT et PEYRE, auquel il
a été fait allusion plus haut, l'aspect phlegmoneux du genou et la
douleur avaient fait croire à une arthrite blennorragique grave
et avait déterminé une mutilation inutile.

Le plus souvent, on aura une évolution chronique vers un
rhumatisme ankylosant. On peut se demander, et nous croyons
savoir que M. MILIAN n'est pas éloigné de partager cette idée,
si nombre de rhumatismes dits blennorragiques affectant cette
évolution, n'évolueraient pas, en réalité, sur un terrain hérédo-
syphilitique.

III. — *La variété chronique* comporte des formes articulaires
pures, et des formes ostéo-articulaires.

La forme articulaire pure la plus typique est bien connue :
c'est l'hydarthrose chronique bilatérale, primitive, des genoux,
type CLUTTON, coïncidant presque toujours avec une kératite
chez l'enfant, — tellement caractéristique, qu'avec les ophtal-
mologistes, il paraît légitime de la considérer comme un stigmate sûr d'hérédo-syphilis, et de l'adjoindre à la fameuse triade
d'HUTCHINSON.

Notre observation V en est un remarquable exemple. Rappe-

lons que cette forme indolente n'entraînant pas d'immobilisation ; l'atrophie musculaire, est souvent peu appréciable.

Rarement, l'hydarthrose chronique indolente de l'hérédo-
syphilis demeure unilatérale, plus souvent, au contraire, elle
est généralisée à presque toutes les grosses articulations, comme
dans un cas ancien de Fouquet.

Nous rappelons, pour mémoire, la forme chronique simulant
la tumeur blanche, qui est parfaitement bien étudiée dans les
traités classiques ; on se reportera à l'article de M. Milian.

Et nous arrivons aux *arthrites sèches chroniques*.

Dans certains cas, à symptomatologie minimum, les malades
accusent des crépitations articulaires ou présentent une anky-
lose, plus ou moins accentuée (au coude surtout) séquelle d'une
des formes subaiguës ou chroniques que nous venons de décrire.

Plus intéressant est le rhumatisme chronique déformant,
hérédo-syphilitique, primitif d'emblée, du type vulgarisé par les
travaux de M. Dufour et de ses élèves, et dont notre observation VI fournit un type indéniable.

***

Comme nous l'avons fait remarquer dans notre article du Bulletin médical et dans la thèse de Rougier, toutes ces formes, en
apparence disparates, de l'hérédo-syphilis articulaire sont reliées
entre elles par des constatations cliniques et humorales dont
l'importance diagnostique est de premier ordre.

Cliniquement, l'*hydarthrose double*, simultanée ou successive est un gros élément de présomption en faveur de l'étiologie hérédo-syphilitique d'un rhumatisme.

Les poussées d'hydarthrose double peuvent se voir au début
ou au cours des formes dites *sèches*, comme le rhumatisme chronique hérédo-syphilitique.

Quand l'hydarthrose bilatérale constitue toute la maladie chez
un sujet jeune (type Clutton), elle doit entraîner le diagnostic
d'hérédo-syphilis articulaire : on conçoit au point de vue médico-
légal l'intérêt qu'il y a à dépister, derrière un soi-disant accident
du travail, une arthrite hérédo-syphilitique comme dans notre
observation II. C'est là une notion sur laquelle, avec juste raison, a insisté le professeur Broca, dans un article sur la syphilis
articulaire traumatique.

Les signes humoraux de l'hérédo-syphilis articulaire nous paraissent également d'une importance primordiale.

Il y a un syndrôme humoral basé sur les caractères suivants du liquide recueilli par ponction :

Positivité maximum de la réaction de Wassermann dans le liquide articulaire.

Formule cytologique à polynucléose exclusive prédominante ; le plus souvent polynucléose intacte : il s'agit d'un liquide puriforme aseptique ; l'inoculation au cobaye devra toujours être pratiquée et vérifiée négative.

Jamais la polynucléose du liquide articulaire ne nous a fait défaut, même dans les formes indolentes, torpides et chroniques d'emblée ; ces hydarthroses sont, histologiquement parlant, des pyarthroses.

La polynucléose a toujours varié entre 70 et 95 o/o, la lymphocytose de 0 à 5 o/o, le complément du pourcentage étant fourni par des cellules de desquamation, des cellules macrophagiques, parfois de moyens mononucléaires.

D'une façon générale, cette polynucléose nous est apparue comme *permanente*, persistant au cours d'un traitement énergique, jusqu'à l'assèchement de l'articulation. Notre observation IV confirme ce fait.

Nos constatations concordent avec celles de LACAPÈRE et de LAURENT, faites chez les indigènes au Maroc. On sait que la plupart du temps, il s'agit là de syphilis contractée dans la toute première enfance.

Quant aux cas publiés de lymphocytose dans les épanchements articulaires syphilitiques, ils concernent des cas de syphilis acquise, secondaire ou tardive et non des cas d'hérédo-syphilis (M.-P. WEIL et BOURGEOIS).

La positivité du W. local est toujours maximum, persistant même lorsque le Wasserman du sang est devenu négatif, soit spontanément par vieillissement, soit sous l'effet d'un traitement bien conduit.

Rappelons, à ce propos, l'intérêt qu'il y a à rapprocher ce fait de la persistance du W. positif dans le liquide céphalo-rachidien, le liquide d'hydrocèle, le liquide péritonéal ou pleurétique prélevé chez des syphilitiques.

FREQUENCE DE LA SYPHILIS HEREDITAIRE
DANS LES MILIEUX SOCIAUX

Dr. H. Paucot (de Lille).

Messieurs,

Vous nous avez invités à vous apporter nos statistiques relatives à la syphilis héréditaire. J'ai considéré comme un devoir de répondre à cet appel, car c'est un excellent moyen de mettre en relief le grave danger que cette affection fait courir à notre race et d'attirer l'attention du corps médical et des pouvoirs publics sur l'importance et la valeur de la lutte entreprise contre ce fléau.

Les chiffres en pareille matière ont leur sobre éloquence et je me contenterai, pour vous éviter toute perte de temps, de vous présenter le bilan de la syphilis dans les différents milieux sociaux d'une grande ville telle que Lille, d'après les statistiques que me fournissent les consultations de grossesse, les consultations de nourrissons dont j'ai la charge et la clientèle privée.

Consultation pré-natale de Fives-Lille

Cette consultation créée par le Comité d'assistance aux régions libérées est située dans la banlieue de la ville; elle a ouvert ses portes à la fin de l'année 1921; elle eut rapidement une nombreuse clientèle composée exclusivement de femmes appartenant à la classe ouvrière.

Elle reçut au cours des années, 1922, 1923, 1924 et du 1ᵉʳ janvier au 31 mai 1925 : 1.386 gestantes parmi lesquelles nous avons dépisté 121 cas de syphilis maternelle acquise ou héréditaire, soit 8,7 %.

Nous avons fait figurer la S. héréditaire de la mère parce qu'à notre avis elle est à peine moins dangereuse pour le produit de conception que la S. acquise et parce que nous estimons qu'elle doit être traitée avec le même soin.

Ces 121 femmes, avant leur inscription à la consultation, avaient vu évoluer 244 gestations qui avaient donné :

   46 avortements   *mortinatalité* : 36 o/o
   42 morts-nés
   19 prématurés vivants

   137 enfants à terme (59 d'entre eux morts avant la troisième année)

   Mortalité infantile : 37,8 o/o

Dons, pour 244 grossesses, un déchet total par léthalité précoce ou tardive du produit de conception de 147 existences.

Même si l'on admet que tous les enfants venus à terme ne sont pas morts d'accidents spécifiques, leur moindre résistance aux diverses affections est trop connue pour qu'on nous taxe d'exagération en estimant nettement supérieure de 50 o/o la mortalité due à la syphilis. Cette statistique ne peut pécher que par optimisme, car quelques enfants vivants ont vraisemblablement été conçus avant l'infection syphilitique de leur mère.

Ces mêmes femmes surveillées et soignées au cours d'une nouvelle grossesse ont donné pour 103 gestations :

   3 avortements   *mortinatalité* : 6,7 o/o.
   4 morts-nés

   13 prématurés vivants
   65 enfants à terme (dont 9 morts dans la première année)

   Mortalité infantile : 13,8 o/o.

Soit un déchet total de 16 existences pour 103 conceptions.

Résultats insuffisants et cependant appréciables, bien que presque tous les traitements aient été tardifs et incomplets.

Il n'en est pas moins regrettable qu'au cours de l'année 1925 cette consultation se soit vue contrainte pour des raisons budgétaires de fermer ses portes.

Consultation Boyce Thompson, rue des Poissonceaux.

Voici le bilan d'une autre consultation pour femmes enceintes qui, de par sa situation en plein centre urbain, reçoit une clientèle nettement différente de la précédente; elle est fréquentée par des femmes d'artisans, de petits employés, ménagères et employées elles-mêmes.

Au cours des années 1923, 1924 et jusqu'au 31 mai 1925, elle accueille 242 gestantes parmi lesquelles on dépiste 23 cas de S., soit 9,5 o/o .

Dans l'anamnèse obstétricale de ces 23 syphilitiques, on relève 41 grossesses comportant :

15 avortements
4 morts-nés   *mortinatalité* : 46,3 o/o

3 prématurés vivants
19 enfants à terme   5 morts avant 2 ans

Mortalité infantile : 22,7 %

Déchet total : 24 existences sur 41 conceptions.

14 de ces femmes ont été soignées au cours d'une grossesse dont nous connaissons l'issue, voici les résultats :

1 avortement,

13 enfants à terme vivants.

Le seul avortement est à porter au compte d'une malade qui, après la troisième injection intra-veineuse, refusa tout traitement.

La supériorité des résultats obtenus dans cette consultation sur ceux de la précédente est manifestement due au fait que les traitements ont été plus précoces et mieux suivis; ces clientes étant en général plus instruites, mieux éclairées que les ouvrières d'usine, comprennent mieux la nécessité du traitement et sont plus dociles.

Clientèle particulière.

Voici maintenant une statistique qui vise la classe sociale élevée. Dans cette statistique de clientèle privée, je me suis abstenu de faire figurer les ménages qui m'étaient adressés ou venaient me consulter spécialement en vue de parer à des avortements répétés ou à une inquiétante mortinatalité, ce qui eut évidemment élevé beaucoup trop le pourcentage de la S. dans ce milieu.

Je n'ai retenu que les cas où l'on me priait de surveiller l'évolution d'une grossesse et d'en assurer l'issue.

Au cours des années 1922, 1923, 1924, j'ai observé 168 ménages, 16 d'entre eux étaient entachés de syphilis paternelle ou maternelle, héréditaire ou acquise, soit 9,5 %.

9 de ces unions avaient, en l'absence de tout traitement, donné :

8 avortements, 5 morts-nés. Mortinatalité : 81 %.
3 enfants à terme tous touchés par la syphilis.

Dans 7 ménages, le mari avoue une syphilis antérieure au mariage; un traitement presque toujours assez intensif a été suivi par lui avant la conception, mais il n'y a pas eu de traitement maternel.

Voici le résultat des grossesses:

1 mort-né, 9 enfants à terme dont 1 décédé avant 3 mois et 4 manifestement touchés par la syphilis.

Lorsque les 2 géniteurs ont été traités ou la femme seule, quand elle était seule en cause (ce qui est le cas pour 3 syphilis héréditaires et 1 acquise), nous trouvons que 9 ménages inscrivent à leur actif:

11 enfants vivants à terme, dont 3 cependant encore léchés par la syphilis, mais aucun avortement, ni mort-né.

Je soulignerai que, sur le total des syphilis dépistées, 7 fois seulement des accidents en évolution la révélèrent ; dans tous les autres cas, c'est l'anamnèse ou l'examen obstétrical qui mit sur la voie du diagnostic; exceptionnellement, sauf toutefois pour les malades de clientèle privée, les confidences du père signalèrent l'affection.

11 fois ce furent des stigmates de syphilis héréditaires qui révélèrent l'affection.

Je ne commenterai pas longuement ces statistiques ; une première impression s'en dégage, c'est qu'il est une égalité bien acquise : celle de la contamination syphilitique. Si elle apparaît plus fréquente dans la classe aisée, cela tient à ce que l'enquête a été plus serrée et a plus porté sur les deux géniteurs, tandis que dans nos consultations ouvrières, nos investigations sont unilatérales, ne portent que sur la mère et n'atteignent presque jamais le père.

Je dirai que, pour élevés que soient ces chiffres, ils sont, à mon avis, inférieurs à la fréquence réelle de l'affection, car nombre de syphilis nous échappent, même si elles doivent se révéler plus tard chez des enfants nés sains en apparence.

Quand il n'est fait aucun traitement, les résultats sont également désastreux dans toutes les classes sociales et s'ils paraissent plus cruels pour la classe aisée, cela tient à ce que ses membres, plus soucieux de leur santé, mieux avertis par leur médecin, s'abstiennent de nouvelles tentatives de procréation. Nombre d'enfants vivants de notre statistique ouvrière s'échelonnent sur une période d'activité reproductrice de dix ou vingt ans; ils sont les représentants souvent tarés d'une syphilis dont le temps a usé la virulence.

Si le bilan des méfaits de la syphilis héréditaire est inquiétant, par contre les résultats que l'on obtient en soignant les gestantes sont encourageants ; ils ne sont médiocres que lorsque les traitements sont insuffisants et ils sont insuffisants lorsque ceux qui en doivent bénéficier n'en conçoivent pas nettement l'importance. A cet égard, les chiffres de mortinatalité et de mortalité infantile dans les différentes classes sociales sont caractéristiques.

La lutte contre la syphilis héréditaire est donc une œuvre de vulgarisation scientifique et d'éducation populaire; il faut, par suite, intensifier la propagande, multiplier les dispensaires anti-vénériens, les consultations de femmes enceintes et de nourrissons, à la condition que celles-ci soient doublées par des organisations anti-spécifiques.

Les consultations de femmes enceintes ont dans le dépistage de l'hérédo-syphilis, un rôle de tout premier plan, car c'est par l'œuf qu'elle se révèle souvent, c'est au plus tard dans l'œuf qu'il faut l'attaquer pour la vaincre.

L'hérédo-syphilis échappera parfois à l'obstétricien le plus averti et ne se révèlera chez l'enfant qu'après sa naissance : c'est à la consultation de nourrissons qu'il appartient alors de la reconnaître.

Dans son principe, la consultation de nourrissons n'est pas destinée à l'enfant pathologique, elle doit avant tout se consacrer à vulgariser les notions d'hygiène; cependant, les rapports qui nous ont été présentés en font foi, la syphilis héréditaire du nourrisson est tellement polymorphe, tellement fruste dans ses manifestations que l'enfant ne sera pas conduit à la consultation hospitalière et ne sera vu qu'à la consultation de nourrissons. Pour que la syphilis soit soignée à temps, il faut que les médecins de ces consultations la recherchent systématiquement.

C'est ce que nous nous efforçons de faire à la Société Lilloise de Protection des enfants du premier âge.

Du 1er juillet 1921 au 1er octobre 1925, nous avons inscrit 660 enfants; certains d'entre eux n'ont été suivis que fort peu de temps, mais la plupart sont surveillés jusqu'au dixième mois. Nous avons dépisté 36 syphilis héréditaires,

soit 5,4 %,

chiffre inférieur au pourcentage des hérédo-syphilis dépistées dans les consultations prénatales. Cela s'explique en partie par la mortinatalité et la polyléthalité du premier mois chez les enfants héro-syphilitiques et aussi parce que malgré tout un certain nombre de syphilitiques échappent à notre attention.

Bien que traités sitôt le diagnostic posé, la mortalité de ces enfants est élevée, 8 d'entre eux sont morts avant un an, soit : 22 %, et, comme quelques-uns échappent précocement à notre contrôle et à nos enquêtes, on peut affirmer que ce pourcentage de décès est en-dessous de la réalité.

Voici dans quelles proportions leur existence intra-utérine avait été surveillée :

20 femmes n'ont été l'objet d'aucun examen médical.

16 autres se sont présentées à des consultations de grossesse.

6 fois la syphilis n'a pas été soupçonnée, 10 fois elle a été traitée, mais tardivement ou d'une manière trop discontinue. Il est à noter cependant qu'aucun de ces enfants n'est mort.

Permettez-moi, en terminant, quelques réflexions qui ne feront d'ailleurs que confirmer ce qui a été dit sur ce thème et qui découlent des observations dont il serait trop long de vous apporter le détail.

L'idéal à poursuivre est de traiter les deux géniteurs avant la conception.

Même quand ils ont été soignés de façon apparemment suffisante et malgré des réactions humorales favorables, une cure de sécurité dans l'immense majorité des cas est nécessaire au cours de la grossesse.

La mère apparemment indemne de syphilis doit être traitée

pendant la gestation même, si le père sérieusement soigné avant la conception n'a plus présenté d'accidents et offre des réactions humorales négatives.

Lorsque la mère est traitée énergiquement dès le début de la grossesse, les résultats sont très satisfaisants même si la syphilis est bi-latérale.

Enfin, j'ajouterai qu'il y aurait un intérêt énorme, dans la mesure bien entendu où le respect du secret professionnel le permettrait, à coordonner les efforts des consultations anti-vénériennes, des consultations de grossesses et des consultations de nourrissons.

Combien de temps perdu, de recherches stériles, de diagnostics hésitants du fait de leur réciproque indépendance, et inversement, combien de traitements institués à temps, d'existences sauvées si le praticien, le vénéréologue, l'obstétricien, le pédiatre trouvaient un terrain de collaboration méthodique et pouvaient établir entre eux une liaison de documentation scientifique.

Ce problème mérite d'être étudié.

MORT IN UTERO D'UN ANENCEPHALE

HÉRÉDO-SYPHILIS MATERNELLE — SYPHILIS ACQUISE PATERNELLE

Par le Dr Paucot

Messieurs,

Voici en quelques mots une observation assez curieuse qui, peut-être, vous intéressera.

Mme V..., âgée de 24 ans, est une hérédo-syphilitique manifeste — le diagnostic s'impose avant tout interrogatoire : bosses frontales saillantes, prognatisme de la mâchoire inférieure, dystrophie dentaire, léger strabisme, physionomie peu éveillée.

La marche et la dentition furent tardives — l'éveil intellectuel lent ; à l'examen, le bassin se révèle légèrement rétréci à type infantile.

Si le doute concernant l'hérédité spécifique dont elle a pâti était possible, il serait bien vite dissipé par les renseignements que me fournissent les médecins qui ont traité les parents : le père est atteint d'otite chronique bilatérale et de néphrite chronique ; la mère a fait trois avortements, a eu trois accouchements à terme ; elle a présenté des accidents cutanés rebelles et variés, elle a présenté des plaques ulcéreuses des jambes guéries par des traitements mercuriels.

Dans le passé de cette jeune femme, nous relevons une histoire d'accidents hépatiques, assez obscurs, pour lesquels on a administré des médicaments iodo-mercuriques.

Mariée en 1920, elle a fait au début de 1921 un avortement de 2 mois et demi, le fœtus et le placenta vus par un de nos confrères, le docteur Pécheux, n'ont laissé dans son esprit aucun doute quant à la cause de l'avortement.

De nouveau enceinte, elle se présente à l'un de nos confrères, le docteur Boudaillez, le 10 août 1922, parce que l'accouchement prévu pour le début du mois lui semble tarder.

Les dernières règles se sont terminées dans les derniers jours d'octobre. Il existe une surabondance de liquide amniotique ; les battements du cœur fœtal sont nettement perçus ainsi que les mouvements actifs du fœtus.

Le 20 août, un nouvel examen donne les mêmes résultats et

confirme que le fœtus est vivant; mais, le 25 août, la malade constate assez brusquement que le fœtus, très remuant d'ordinaire, ne bouge plus; les battements fœtaux ne sont plus perçus à un nouvel et minutieux examen.

Dix jours plus tard, les symptômes fournis par le palper et l'auscultation confirment la mort du fœtus.

Le 25 août, l'apparition d'accidents fébriles nous contraint à évacuer l'utérus.

Je vous épargne les détails de l'accouchement, qui fut assez pénible par suite de la sclérose du col utérin qui ne se laissait pas dilater; nous parvînmes cependant à extraire un fœtus anencéphale mort, présentant aux mains et aux pieds des bulles de pemphigus des plus caractéristiques, un abdomen distendu par l'ascite et un foie volumineux.

Le mari interrogé avoue un chancre syphilitique contracté pendant les dernières années de la guerre et qu'il a soigné par quelques injections d'huile grise.

Voici donc une femme hérédo-syphilitique qui conçoit un de ces monstres anencéphales dont la malformation est toujours tellement identique qu'ils semblent copiés les uns sur les autres et qu'on ne saurait, pour en expliquer la production, invoquer le hasard.

Ces anencéphales sont bien à ma connaissance, le fait de la S. H. et, pour ma part, chaque fois que j'en ai rencontré, elle était en cause. La syphilis acquise, bien que très fréquente, n'engendre pas, que je sache, ces malformations.

Ce monstre a vécu neuf mois in utero et a succombé tardivement à la fin de la gestation, ainsi que les choses se passent fréquemment pour les fœtus syphilitiques directement infectés par la syphilis acquise de l'un des géniteurs.

En somme, les choses se sont passées comme s'il avait eu à pâtir de deux virus syphilitiques différents — l'un de provenance héréditaire ayant entraîné précocement des lésions des centres nerveux et l'autre d'origine paternelle ayant déterminé plus tardivement les lésions viscérales et cutanées que l'on rencontre si fréquemment dans les syphilis récentes des procréateurs.

Je me garderai d'autres commentaires et je livre cette observation à mes collègues syphiligraphes plus autorisés que moi à tirer des conclusions de ce fait clinique pour le moins rare.

MODIFICATIONS REMARQUABLES DU CARACTERE ET DE LA PSYCHOLOGIE D'UNE FILLETTE HEREDO-SYPHILITIQUE SOUS L'INFLUENCE DU TRAITEMENT

Par Louis QUEYRAT

J'ai lu avec le plus grand intérêt les quatre rapports sur la syphilis héréditaire larvée, constituant (si je puis me permettre cette comparaison) celui de M. Leredde, *l'avant-garde*, ceux de MM. Devraigne et Carle, *le corps d'armée*, et celui de mon prudent collègue Lesné, *l'arrière-garde* du mouvement médical en matière de syphilis héréditaire larvée.

Je me permettrai de formuler discrètement un regret, c'est que les rapporteurs n'aient pas cru devoir donner un développement plus considérable aux séquelles psychopathiques de l'hérédo-syphilis.

En dehors de l'imbécillité, de l'idiotie, de l'arriération mentale, il est toute une série de troubles psychiques intéressants chez les descendants de syphilitiques non seulement de première, mais aussi de seconde génération, par exemple chez les fils et filles, petits-fils et petites-filles d'ataxiques. Ces troubles constituent dans un esprit capricieux, des sautes d'humeur, un défaut d'équilibre mental, de la difficulté du travail cérébral, des colères, des emportements sans raison plausible, des impulsions ambulatoires, des perversions, etc...

Fournier estimait que le traitement spécifique était sans grande action dans ces cas, mais il n'avait à sa disposition que le mercure et l'iodure de potassium, au lieu que maintenant, avec les arséno-benzènes et le bismuth nous obtenons très souvent des résultats tout à fait remarquables : il importe qu'on le sache.

En voici un exemple :

Le 25 novembre 1924, j'ai eu à soigner au dispensaire de Mlle Chaptal, 63, rue Vercingétorix, à la consultation dite

d'hygiène infantile que j'y dirige, une *fillette de 3 ans 1/2,
hérédo-syphilitique de deuxième génération* (1).

Née à 7 *mois* 1/2, ayant commencé à marcher *à* 22 *mois*,
elle marche encore mal, les jambes à demi-fléchies sur les cuisses, les cuisses sur le bassin ; il n'existe pas de contracture, les réflexes paraissent normaux et il semble que l'attitude comme plicaturée des membres inférieurs ne tienne à rien d'autre qu'un manque de force.

Taille 0 m. 93, poids 15 kil. 250.

La tête de cette enfant est très augmentée de volume (le tour de tête pris au-dessus des oreilles est de 51 cm. 1/2) ; le crâne est asymétrique, sa moitié droite est beaucoup plus volumineuse que la gauche ; il existe de plus une bosse occipitale très accusée faisant en arrière une saillie arrondie : il n'y a pour ainsi dire pas de cheveux. Encoche nasale ; les yeux sont très écartés l'un de l'autre et de l'angle interne de l'œil à celui du côté opposé, on constate un écart de 3 cm. 1/2. Pas d'appendice xiphoïde.

Ce pourquoi on me l'amène, c'est que, *du matin au soir, elle se met dans des colères, dans des rages folles, sans motif valable, criant, hurlant, se roulant par terre,* faisant de la maison de ses parents un véritable enfer. Caresses, raisonnement, punitions, corrections, rien n'y fait.

---

(1) *Une sœur aînée* âgée de 16 ans présente :
De la myopie,
Une absence d'appendice xiphoïde,
Une hypertrophie de l'extrémité interne de la clavicule droite,
Une grosse rate,
Une séroréaction suspecte,
De plus, un eczéma lichénoïde du front, de la nuque et des régions latérales du cou, durant depuis plusieurs années, ayant résisté à divers traitements et que j'ai guéri, en deux mois, par le sulfarsénol.
La mère, âgée de 36 ans, présente :
Une **vision défectueuse** (elle porte des lunettes dès son enfance) ; il s'agit, nous dit-elle, de myopie très accusée ;
Une malformation crânienne et une asymétrie faciale, de nombreuses érosions en coupole sur les quatre incisives inférieures et la canine gauche,
Une augmentation de volume du tiers interne de la clavicule droite,
Une saillie assez considérable de la partie antérieure du sternum, à droite,
Une absence d'appendice xiphoïde,
Une hypertrophie du cubitus,
Une légère hypertrophie de la face interne des tibias.
Sa séroréaction est négative.
L'origine de cette syphilis familiale remonte à son père.

Sa séroréaction est négative.

Je mets l'enfant au traitement par le sulfarsénol jusqu'à atteindre 1 centigramme par kilogramme dans la progression suivante:

2 déc. 1924		(centigr.)	2
6 —	—		3
16 —	—		6
23 —	—		12
30 —	—		12
6 janv. 1925			12
13 —	—		12
20 —	—		12
27 —	—		12
3 février	—		12
10 —	—		15
24 —	—		15
3 mars	—		15
10 —	—		15
17 —	—		15
24 —	—		15
31 —	—		15

Dose totale de sulfarsénol injectée pendant ces quatre mois : 2 grammes.

Dès le mois de mars, on constate une amélioration considérable dans l'état de la fillette : alors qu'avant le traitement elle marchait difficilement, en pliant les genoux, elle marche maintenant d'une façon normale et peut même sauter. Ses cheveux ont poussé, son poids a passé à 16 kilos 750, accusant pour trois mois une augmentation de 1200 grammes.

Et, chose remarquable, son caractère s'est transformé, elle ne se met plus en colère, son expression de physionomie a complètement changé; elle est devenue vive et intelligente.

Repos d'un mois, puis reprise du traitement de mai à fin juin.

Après six mois de traitement, l'enfant est devenue on peut dire normale; elle a maintenant une abondante chevelure; elle marche bien, court et saute. De plus, son état cérébral a subi une transformation extraordinaire: elle rit, s'intéresse aux jeux, prend part à la conversation d'une façon très intelligente. Ses velléités d'emportement sont exceptionnelles et il suffit de lui faire remarquer qu'elle va se mettre en colère pour la calmer immédiatement. Bref, le traitement arsenical a réalisé chez elle non seulement au point de vue somatique, mais aussi et surtout au point de vue cérébral, au point de vue du caractère, une véritable métamorphose.

Et ma récompense a été que la mère qui, je crois, avait eu recours à quelques pratiques dévotieuses pour améliorer l'état de son enfant, vint me dire avec émotion que j'étais plus fort que le bon Dieu! ce dont, soyez-en persuadés, je n'ai tiré aucune vanité.

Seconde observation à rapprocher de la précédente (cas de la clientèle de ville) :

G. de L..., 8 ans, né à terme.

Sa mère est morte de tuberculose.

Son père a été tué à la guerre.

Son grand-père est un ancien syphilitique.

L'enfant présente une malformation du crâne, front saillant. Axiphoïdie.

Il est atteint d'incontinence d'urine nocturne et diurne et aussi d'incontinence des matières fécales, celle-ci plus fréquente dans la journée. De plus, il n'est pas solide sur ses jambes, tombe à tout intant; il traîne la jambe droite. Cependant, les réflexes patellaires sont normaux.

Enfin, il a un état mental bizarre : quand on lui parle, il semble ne pas comprendre ; il est toujours absent, « dans la lune », dit sa gouvernante.

Sa séroréaction est légèrement positive au Hecht.

Traitement au sulfarsénol, 2 ct., puis 6, puis 12. On continue à cette dose deux fois par semaine jusqu'à concurrence de dix injections, d'ailleurs très bien supportées. Repos de dix jours. Reprise des injections. Dès après la 3ᵉ injection, il se produit une amélioration dans l'incontinence des matières fécales et de l'urine. Au bout de trois mois, l'enfant n'a plus d'incontinence ni des urines, ni des matières : c'est l'incontinence de ces dernières qui a disparu en premier lieu. Enfin le caractère du petit malade s'est complètement transformé ; il est devenu attentif, appliqué, travaille ; il est tout à fait présent et sa gouvernante, femme très intelligente, déclare que depuis qu'il est soumis au traitement, il n'est plus le même et qu'il est véritablement métamorphosé à son avantage.

Ces observations, auxquelles j'aurais pu en joindre d'autres, montrent les résultats remarquables que peut donner parfois le traitement par les arsénobenzènes dans les états psychopathiques que l'on observe chez certains hérédo-spécifiques de la deuxième génération et ceci est important à savoir pour les médecins, pour les parents et pour les pédagogues : il faut savoir aussi que si l'on veut rendre durable ces heureux résultats, il faut continuer à traiter l'enfant pendant plusieurs années.

HYPOTROPHIES DE LA PREMIERE ENFANCE ET SYPHILIS CONGENITALE

par le Professeur Nobécourt et le Docteur Lebée.

On discute et on discutera longtemps sur le rôle de la syphilis congénitale dans la production des hypotrophies de l'enfance et de la jeunesse et notamment de celles qui se rencontrent pendant la première enfance.

Les divergences des opinions ne sont pas surprenantes, car il s'agit de faits singulièrement complexes. On n'est d'accord ni sur les caractères nosologiques de l'hypotrophie, ni sur les symptômes qui permettent de reconnaître la syphilis, ni sur le rôle respectif de la syphilis et des autres facteurs étiologiques si souvent intriqués chez le même enfant.

Nous considérons comme *hypotrophique* le bébé qui a une taille, un poids, un rapport du poids à la taille manifestement inférieurs aux moyennes de son âge et qui présente les caractères cliniques soit de l'hypotrophie *simple* ou *commune*, soit de l'hypotrophie du type *infiltré*, celle-ci beaucoup plus rare que celle-là.

Nous considérons comme *syphilitiques* les bébés qui présentent ou ont présenté des symptômes cutanés, muqueux, viscéraux d'une syphilis active, ou des stigmates dystrophiques sur la valeur desquels tout le monde est à peu près d'accord, ceux qui ont une hérédité syphilitique avérée, ceux qui, avec ou sans signes cliniques et antécédents héréditaires avérés, ont un Bordet-Wassermann positif (H^0 à H^5).

Nous considérons comme *suspects* les bébés qui ont uniquement un BW = H^6 et comme *indemnes* ceux qui ont uniquement un BW = H^7 ou H^8.

Nous admettons enfin qu'il est très difficile de préciser le rôle de la syphilis, quand un bébé syphilitique a été soumis à des *influences banales*, capables à elles seules d'entraîner l'hypotrophie : mauvaise hygiène générale, alimentation défectueuse, troubles gastro-intestinaux, infection de longue durée, etc.

6

Aussi ne retenons-nous pas ces cas.

Nous ne considérons que les hypotrophies pour lesquelles on ne décèle aucune autre cause que la *syphilis* et les hypotrophies pour lesquelles on ne trouve aucune cause manifeste, hypotrophies que l'on pourrait appeler *hypotrophies essentielles, primitives, protopathiques* par opposition aux *hypotrophies symptomatiques* ou *secondaires* ; c'est pour ces hypotrophies essentielles qu'on pourrait penser à l'intervention de *syphilis occultes*, que seul le Bordet-Wassermann, à défaut d'hérédité connue, permet de découvrir.

D'autre part, à titre de contre-épreuve, nous considérons d'une façon globale les bébés, hypotrophiques ou non, cliniquement syphilitiques ou découverts syphilitiques par le B.W.

La sélection a porté sur plus de 1.000 observations ; sa sévérité explique le petit nombre de cas retenus. Les statistiques englobent les bébés âgés de 30 mois au plus.

I. — Fréquence de la syphilis chez les hypotrophiques. — Sur 75 hypotrophiques, nous trouvons :

```
15 hérédo-syphilitiques avérés, soit.........   20     p. 100
 4            —             douteux, soit ....,.  5,33   —
56 non syphilitiques, soit ...................  74,66  —
```

Pour ces hypotrophiques, le BW. n'a été pratiqué que dans 49 cas, avec les résultats suivants :

```
BW positifs  (H⁰ — H⁵) = 30 p. 100
 — douteux  (H⁶)       =  8   —
 — négatifs (H⁷ — H⁸)  = 62   —
```

$$\text{BW positifs} \quad (H^0 - H^5) = 30 \text{ p. } 100$$
$$\text{— douteux} \quad (H^6) = 8 \text{ —}$$
$$\text{— négatifs} \quad (H^7 - H^8) = 62 \text{ —}$$

De ces nombres, une *première conclusion* se dégage : sur 100 hypotrophiques, on trouve 20 à 30 syphilitiques avérés, 5 à 8 syphilitiques douteux, 62 à 74 bébés qui ne peuvent pas être considérés comme des syphilitiques.

II. — Fréquence des hypotrophiques parmi les bébés syphilitiques. — Pour 283 bébés, les BW. pratiqués ont donné les résultats suivants :

$BW = H^0$,	123 enfants dont 11 hypotrophiques,	soit	8,59 0/0		
$— = H^1$, ou H^2,	11	—	0	—	— 0,00 —
$— = H^3$, ou H^4, ou H^5,	61	—	4	—	— 6,55 —
$— = H^6$;	72	—	4	—	— 5,55 —
$— = H^7$, ou H^8,	11	—	1	—	— 9,09 —

Donc : sur 200 bébés syphilitiques (BW = H^0 à H^5), il y a 15 hypotrophiques, soit 7,5 p. 100 ;

Sur 72 bébés suspects de syphilis (BW = H^6), il y a 4 hypotrophiques, soit 5,55 p. 100 ;

Sur 11 bébés à BW négatif (H^7 ou H^8), il y a 1 hypotrophique ; parmi eux, 10 étaient cliniquement syphilitiques, 1, fils de syphilitiques (c'était l'hypotrophique), avait une anémie intense, un foie et une rate un peu hypertrophiés.

Au total, si nous tenons les 283 malades pour syphilitiques, et ils ne le sont pas tous en réalité, il y a parmi eux 20 hypotrophiques, soit 7,06 p. 100 ; si nous ne retenons que les 200 bébés à BW positif, le pourcentage est le même (7,5 p. 100).

De ces faits découle une *seconde conclusion* : parmi les syphilitiques avérés ou douteux, la proportion des hypotrophiques est de 7 ou 8 p. 100.

Nous comparerons notre statistique avec celles établies par l'un de nous pour l'ensemble des bébés qui entrent à l'hôpital.

A la *Maternité* en 1919-1920 (Nobécourt et Bonnet (1), pour des bébés ayant la plupart moins de 6 mois, la proportion des BW positifs est de 18,71 p. 100.

A la *Clinique Médicale des Enfants* (Nobécourt et Nadal (2), on trouve :

	1er juillet 1920 au 1er juillet 1923	1er janvier 1922 au 30 septembre 1923
BW = H^0—H^5	24,95 %	20,04 %
— = H^6	18,34 —	5,74 —
— = H^7—H^8	56,71 —	73,94 —

Les différences entre les résultats tiennent pour une part au fait que le nombre des malades syphilitiques varie évidemment suivant les années et pour une autre part à cette circonstance que le nombre des BW pratiqués systématiquement chez des enfants qui ne paraissaient pas suspects a été de plus en plus grand à mesure que nous poursuivions nos recherches.

---

(1) Nobécourt et Bonnet. Réaction de Bordet-Wassermann et syphilis chez les nourrissons, leurs mères et les femmes en état de gestation. *La Presse Médicale*, 20 octobre 1920.

(2) Nobécourt et Nadal. La syphilis de l'enfant. *Congrès international d'hygiène sociale et d'éducation prophylactique, sanitaire et morale* (Paris, 24-27 mai 1923). — Fréquence de l'infection tuberculeuse chez les enfants hérédo-syphilitiques. Statistique basée sur la réaction de Bordet-Wassermann et la cuti-réaction à la tuberculine. *Soc. de Pédiâtrie de Paris*, 18 décembre 1923.

Les nombres relatés ci-dessus ne donnant d'ailleurs pas la proportion exacte de l'hérédo-syphilis dans la population hospitalière, car, d'une part, le BW n'a pas été pratiqué chez tous les bébés et, d'autre part, certains bébés syphilitiques peuvent avoir des BW négatifs au moment de l'examen.

En réalité, pour des raisons développées ailleurs par l'un de nous, avec Bonnet et avec Nadal, la proportion des syphilitiques est moindre que ne le laisseraient supposer nos statistiques.

Quoi qu'il en soit, avec notre méthode d'étude, on peut admettre que les bébés d'un service hospitalier, pour lesquels on recherche la syphilis par la clinique et par les réactions sérologiques, sont hérédo-syphilitiques dans la proportion de 20 à 25 p. 100.

Cette proportion est sensiblement la même que celle des hypotrophiques syphilitiques (25 à 30 p. 100 des hypotrophiques).

D'où *troisième conclusion* : la syphilis n'est pas plus fréquente chez les bébés hypotrophiques que chez tous les bébés, pris dans leur ensemble.

⁎
⁎ ⁎

On peut résumer les données précédentes, relatives à la fréquence de la syphilis dans les hypotrophies de la petite enfance, dans les propositions suivantes :

1° Sur 100 hypotrophiques, 20 à 30 sont syphilitiques ;

2° Sur 100 syphilitiques, 7 à 8 sont hypotrophiques ;

3° Sur 100 bébés, 20 à 25 sont syphilitiques.

De ces propositions, il résulte que la syphilis congénitale ne tient pas une place prédominante dans l'étiologie des hypotrophies de la première enfance. A côté d'elle, bien d'autres facteurs étiologiques interviennent que nous citions au début de cette communication.

Même pour les hypotrophies que l'on peut qualifier d'*essentielles*, de *primitives*, de *protopathiques*, la syphilis congénitale n'occupe pas le premier rang.

Dans notre statistique, en effet, nous n'avons retenu que ces dernières. Or, pour elles, la preuve de la syphilis ne peut être faite dans 70 ou 80 pour 100 des cas.

On pourrait penser, il est vrai, qu'un fils de syphilitique n'a pas été infecté par le tréponème, mais a hérité simplement de ses parents une débilité organique et des modalités dystrophiques. « L'hérédité d'une dystrophie, écrit le professeur Hutinel, ne comporte nullement une hérédité d'infection. » Il s'agirait alors non pas de syphilis, mais de *métasyphilis*. La syphilis se comporterait à la façon des autres facteurs héréditaires. La proportion dans laquelle elle interviendrait de cette manière, semble bien difficile à préciser ; cette question sort, du reste, du sujet que nous avons voulu discuter.

LA SYPHILIS HEREDITAIRE
ET LES STATISTIQUES
DE MORTALITE ET DE MORBIDITE

par le Dr G. Ichok
Professeur à l'Ecole des Hautes Etudes Sociales.

La lutte contre la maladie et la mort a, comme toute action de grande envergure, ses livres de comptabilité. Grâce aux tableaux de statistique de mortalité et de morbidité, on peut suivre les progrès du mal ou son recul. Le succès de la bataille engagée est ainsi mesuré d'une façon exacte. Si l'on prend en considération les erreurs possibles et si l'on ajoute aux documents utilisés leur coefficient, qu'on peut appeler de modération, les résultats examinés donnent, dans un langage objectif de chiffres, une image de la situation.

Pour la syphilis héréditaire, nous ne possédons malheureusement pas des statistiques irréprochables dans le cadre de la mortalité du pays tout entier. En effet, dans la nomenclature internationale des causes de décès, où l'on trouve 189 rubriques, la syphilis héréditaire n'est point présentée. Nous y voyons la syphilis tout court, le chancre mou et la gonococcie, et nous avons le droit de donner libre cours à notre fantaisie en scrutant les diverses subdivisions. En étudiant la mortalité surtout par groupes d'âge, on se permet de supposer que la syphilis héréditaire est pour quelque chose dans les ravages de la mort prématurée. La même opinion semble admise en face des affections du système nerveux cérébro-spinal et en particulier du cerveau, mais il ne s'agit que d'un jugement de probabilité. Il n'est guère permis d'en tirer une conclusion sûre. La véracité d'un avis émis pourra, avec raison, être attaquée, car la documentation indirecte est un terrain glissant. C'est grâce aux affirmations de ce genre que l'on discrédite souvent l'œuvre d'assaini sement.

Pour donner une idée du nombre des victimes de la syphilis héréditaire, une idée, avouons-le, passible d'une critique
excessivement sévère, nous voulons reproduire quelques chiffres
sur le nombre total des décès par affections du système nerveux à Paris pendant les quinze années 1909-1923. Nous mettons dans le tas l'encéphalite sans mention spéciale, la méningite, l'ataxie locomotrice progressive, les soi-disant autres affections de la moelle épinière, l'hémorragie cérébrale, le ramollis-
sement cérébral, la paralysie sans cause indiquée, les autres formes d'aliénation mentale et l'épilepsie. On n'a évidemment pas
le droit de réunir toutes ces affections. On n'a évidemment pas
que d'une démonstration statistique approximative, d'un essai
de montrer comment les sommes indiquées peuvent, au point
de vue qui nous intéresse, gagner de clarté, si une rubrique
spéciale de S.H. vient au secours.

	Encéphalite	Méningite simple	Ataxie locomotrice progressive	Autres affections (de la moelle, etc.)	Apoplexie, hémorragie cérébra(le)	Ramollissement cérébral	Paralysie sans cau(se)	Autres formes (l'aliénation m.)	Épilepsie
1909-1923.	183	4.099	339	526	11.786	1.209	2.772	47	271
1919-1923.	151	3.014	272	548	10.973	1.293	3.079	42	314
1914-1918.	535	2.889	273	489	10.971	1.086	2.631	46	233
1909-1913.	869	10.002	884	1.563	33.730	3.588	8.482	135	818

Tableau 1. — *Mortalité par maladies du système cérébro-spinal
à Paris (1909-1923)*

Les chiffres cités ne touchent que Paris et l'on se rend facilement compte, tout en restant dans le domaine de probabilité,
combien la S.H. doit être en jeu parmi ces nombreux décédés.
Si l'on fouillait les rubriques des maladies générales, des affections de l'appareil circulatoire, digestif, génito-urinaire, etc.,
etc..., si l'on pouvait faire parler ces morts, dont la quantité
est énorme, on frapperait l'opinion publique par la brèche im-
posante due à la S.H.

La mortalité n'est pas, toutefois, le seul domaine où la S.H.
peut recueillir ses arguments. Nous avons encore les statistiques
de morbidité. Malheureusement, celles-là ne touchent que la

population des hôpitaux. Et, puisque toute la population mascu-
line ou, tout au moins, sa partie la plus importante passe par
le service militaire,, on a la possibilité de chercher la S.H. dans
les données du service de santé. Malheureusement, ici nous
n'avons pas non plus la S.H. comme rubrique à part. Qu'il
soit donc de nouveau permis de donner, toutes réserves faites,
un tableau de mortalité et de morbidité par affections du système nerveux, et maladies mentales, d'après la statistique médicale de l'armée de terre (Intérieur) pour les cinq dernières
années avant la guerre. La section de la nomenclature à la base
de notre tableau contient une grande quantité des affections
des nerfs, de la moelle et du bulbe, du cervelet, du cerveau,
des méninges, l'épilepsie, la paralysie, etc., etc...

Années	Nombre des cas de maladies	dont maladies mentales	Morbidité par 1.000 hommes	dont maladies mentales	Nombre de décès	dont maladies mentales	Mortalité par 1.000 hommes	maladies mentales
1909..	3.755	281	7.22	0.54	70	5	0.13	0.009
1910..	3.580	311	6.79	0.59	47	6	0.08	0.01
1911..	3.070	382	6.31	0.78	41	2	0.08	0.004
1912..	2.745	348	5.74	0.72	39	2	0.08	0.004
1913..	1.921	239	3.83	0.47	40	3	0.08	0.006

Tableau 2. — *Morbidité et mortalité par affections du système
nerveux et maladies mentales (statistique de l'armée
de terre, Intérieur, 1909-1913)*

Comme pour le tableau précédent, nous avons la liberté de
nous perdre en conjectures de toute sorte, mais nous sommes
forcés d'avouer notre impuissance de connaître le vrai sens de la
statistique étudiée. Il nous est défendu d'utiliser cette documentation pour forger une preuve numérique si appréciable en
faveur du mouvement médico-social contre l'extension de la
S.H. Et, si l'on veut profiter de la statistique, on doit adopter
quelques réformes, afin de donner à la S.H., à côté de la syphilis acquise, une place indépendante.

VŒU PROPOSÉ PAR M. ICHOK

La Conférence de la syphilis héréditaire, considérant l'importance de la documentation statistique de grande envergure, émet le vœu :

1° que la nomenclature des causes de décès consacre une rubrique spéciale à la syphilis héréditaire ;

2° que la nomenclature des causes de décès et de maladies du Service de santé du ministère de la Guerre adopte, dans sa classification, la syphilis héréditaire comme affection à part ;

3° qu'il soit indiqué, dans les bulletins de décès, à côté de la cause directe de la mort concommittante digne d'être mentionnée (Syphilis héréditaire, etc.).

ROLE DE LA SYPHILIS HEREDITAIRE LARVEE DANS L'HEMORRAGIE CEREBRALE

par G. Lacapère, médecin de St-Lazare (Paris).

Parmi les accidents imputables à l'hérédo-syphilis larvée, je veux aujourd'hui attirer l'attention sur l'hémiplégie d'origine artérielle. L'importance de la syphilis héréditaire dans l'étiologie de l'hémorragie cérébrale n'est pas discutée lorsque celle-ci survient chez un jeune sujet.

Quand elle se produit chez un adulte ou chez un vieillard, l'hémiplégie est considérée comme syphilitique quand il existe des signes cliniques ou sérologiques révélant l'existence de la syphilis chez le sujet atteint ou encore lorsque l'ictus se produit chez un individu jeune n'ayant pas atteint la cinquantaine.

A la suite d'un certain nombre d'observations et du résultat obtenu par le traitement, j'en suis arrivé à me demander si l'hémiplégie n'était pas toujours, sauf exceptions rarissimes, d'origine syphilitique.

La syphilis acquise méconnue entre certes pour une grande part dans ces hémorragies cérébrales de l'adulte et du vieillard, mais il n'est pas douteux à mon sens que la syphilis héditaire larvée doit être responsable d'une notable proportion de ces accidents.

Ma conviction s'appuie sur des résultats thérapeutiques d'une part, et aussi sur quelques observations cliniques dont je rapporterai ici la plus impressionnante.

Imbu de cette idée que, même chez le vieillard n'ayant aucun antécédent connu de syphilis, l'ictus hémorragique est fréquemment dû à une syphilis héréditaire ou acquise inconnue, j'ai imposé le traitement à une série de malades ainsi brusquement frappés d'hémiplégie.

Laissant de côté ceux que leur jeunesse désignait comme des syphilitiques probables, je n'insisterai que sur les cas observés chez ceux où l'âge, l'hypertension artérielle ou l'artério-sclérose (1) paraissaient expliquer suffisamment les accidents pour qu'on ne songeât pas à incriminer la syphilis.

Chez trois malades de 62, de 65 et de 68 ans frappés de la même façon par l'hémiplégie, j'ai ainsi institué un traitement spécifique énergique que ne justifiait aucun symptôme, aucun souvenir de lésion ancienne si douteuse qu'elle fût.

Deux de ces malades ont été traités quelques semaines après l'apparition de leur hémiplégie, à une époque où la contracture avait fait déjà son apparition. Ils se sont améliorés progressivement, leur tension artérielle a légèrement baissé et depuis plusieurs années que ces cas ont été observés, aucune nouvelle attaque ne s'est produite. Est-ce chose fortuite, est-ce le résultat du traitement de sécurité léger qui a été institué, je penche, je vous l'ai dit, pour la seconde hypothèse.

Le troisième malade, que je connaissais de longue date, a pu être traité le jour même de son attaque. Trois semaines plus tard, il avait repris l'intégrité de ses mouvements, montait et descendait son escalier sans difficulté.

Chez aucun de ces malades cependant l'existence d'un symptôme atténué ou une altération du sang ne me permettait de soupçonner l'infection syphilitique.

A côté de ces quelques résultats de traitement, je rapporte ici une observation familiale qui m'a également frappé.

Je fus consulté, il y a quelques années, par une jeune femme que poursuivait la crainte de l'hémiplégie. La mère de la jeune femme était morte à 68 ans après trois attaques d'hémiplégie qu'on avait traitées par les moyens habituels; sa sœur jumelle, tante de celle qui venait me consulter, était également morte d'ictus apoplectique, vers le même âge. L'une des deux femmes mortes d'hémiplégie avait eu elle-même deux jumelles mortes au cours de la grossesse par avortement au cinquième mois, à la suite d'une violente émotion. Les grossesses gémellaires se suivaient dans cette famille avec une régularité absolue depuis neuf générations.

Chez la jeune femme qui se présenta à mon examen, aucun stigmate ne pouvait faire songer à la syphilis héréditaire, mais sa sœur montrait aux incisives médianes supérieures une atro-

---

(1) On sait pourtant que l'hypertension et l'artério-sclérose sont fréquemment dues à la syphilis.

phie cuspidienne qu'il était impossible de ne pas rattacher à la syphilis.

S'il s'agit, comme je le crois, de syphilis héréditaire larvée, à quelle génération remonte cette syphilis, voilà ce qu'il m'est impossible de dire. Le fait pratique que suggère une telle observation, c'est la nécessité de tenter un traitement antisyphilitique énergique contre tout ictus hémorragique, *c'est la nécessité de considérer a priori toute hémorragie cérébrale comme d'origine spécifique.*

Si une telle conception peut être battue en brèche par des arguments de valeur, elle n'en garde pas moins l'avantage de mettre entre les mains du praticien une arme sérieuse, souvent efficace comme je l'ai montré, pour lutter contre l'ictus apoplectique. Je me garderai de conclure d'un si petit nombre de faits mais je n'en garde pas moins l'impression profonde que cette manière un peu simpliste de comprendre l'hémorragie cérébrale peut sauver bien des malades.

QUELQUES SYNDROMES
POUVANT ETRE REALISES OU INFLUENCES
PAR LA SYPHILIS HEREDITAIRE

MM. Aviragnet, Huber et Dayras

1. — Chez le nourrisson.

Anorexie des nourrissons qui refusent le sein ou la tétine, en l'absence de toute malformation ou inflammation du nez et de la bouche.

Certains vomissements habituels ayant résisté à une diététique et à une thérapeutique judicieuses, qui cèdent à l'administration de mercure par la bouche sans modification du régime et réapparaissent quand on supprime trop tôt le mercure.

Certaines diarrhées non modifiées par le changement de lait, qui cèdent à l'ingestion de mercure sans régime spécial

Insomnie, agitation et crises nocturnes que n'expliquent pas la faim ou les causes banales habituelles et sur lesquel le mercure a une action rapide.

Convulsions essentielles — contractions spasmodiques, localisées à certains groupes musculaires de la face ou des membres.

Crises de colère avec cyanose, dont nous avons observé plusieurs cas, sans malformation cardiaque, sans hypertrophie du thymus et sans signe clinique de spasmophilie ayant cédé rapidement aux frictions mercurielles.

Asthme essentiel — *crises asthmatiformes* en rapport avec une médiastinite dont l'amélioration clinique rapide sous l'influence du traitement précède de beaucoup l'amélioration anatomique constatable à la radioscopie.

Cornage inspiratoire et crises de suffocation par végétations volumineuses et précoces.

Hypothrepsie et débilité congénitale où le traitement spécifique institué systématiquement donne parfois des résultats inespérés.

Mongolisme dans les antécédents duquel on retrouve parfois la syphilis. Chez un de nos malades, c'était le grand-père maternel qui était incriminé et, chose curieuse, alors que la syphilis avait laissé indemne sa descendance à la première génération dans son foyer légal et dans un foyer adultérin, elle a produit un cas de mongolisme à la deuxième génération dans chacun de ces deux foyers.

Oedèmes des membres inférieurs, sans lésion viscérale apparente ni albuminurie, que nous avons notés, chez plusieurs hérédos de 14 à 18 mois et qui ont disparu sous l'influence des frictions en même temps que les autres accidents de la maladie.

II. — Chez l'enfant.

Affections broncho-pulmonaires traînantes simulant la tuberculose avec cuti-réaction négative.

Un cas d'hémoptysies répétées chez un enfant amené pour toux et amaigrissement considérables. Cuti-réactions négatives en série, Wassermann positif. Congestion et diminution de transparence d'une base à la radioscopie, état local et général transformés par le traitement.

Plusieurs cas de bronchite chronique avec amaigrissement et expectoration abondante étiquetés tuberculose.

Hémiplégie. Paraplégie spasmodique. Paralysie flasque à forme poliomyélitique. Paralysies oculaires. Paralysie faciale à frigore.

Certaines chorées assez rares d'ailleurs où les arsénobenzènes donnent mieux que la liqueur de Boudin.

Epilepsie essentielle ou Jacksonienne, dont le plus sûr traitement chez l'enfant, nous a paru être le sulfarsénol : un cas de 50 crises par jour, rebelle à tout traitement, tombées à 5 par jour, dès la deuxième piqure et supprimées au bout de deux séries.

Syndrome de Little où le traitement donne souvent une amélioration notable des troubles moteurs et intellectuels.

Manifestations ostéo-articulaires, ostéo-périostites, hydarthrose double. Rachitisme et fragilité osseuse.

Tumeur blanche avec cuti-réactions négatives, indolore et entravant peu la marche, rapidement améliorée par le traitement.

Apathie et Anorexie ou Instabilité avec retard scolaire. Marche plicaturée avec Incontinence d'urine et persistance du signe de *Babinski*, dont nous avons observé plusieurs cas chez des enfants de 4 à 6 ans.

Tels sont les syndromes que nous avons pu rattacher à l'hérédo-syphilis. Dans certains cas, ils coïncident avec des *signes de « certitude »*.

D'autres fois, c'est l'interrogatoire des parents qui nous a fait envisager seulement la syphilis comme *probable* ou simplement *possible* et l'action véritablement spécifique du traitement nous a permis d'en affirmer la véritable nature. De toutes façons, il importe de bien savoir que ces syndromes ne sont pas fatalement d'origine syphilitique. *Souvent, le plus souvent même, le traitement spécifique ne donne aucun résultat en leur présence.* Si ces syndromes suffisent donc à commander dans certains cas un traitement spécifique d'essai, nous pensons que dans l'incertitude où nous restons sur leur véritable origine, ce traitement doit être prudent. Nous ne sommes partisans ni des doses élevées ni des médications agressives, d'autant moins que ces accidents se rencontrent généralement chez des sujets débiles et sur des terrains de médiocre résistance. L'un de nous (1), du reste, a montré, voici plus de 10 ans, à propos de l'ictère hémolytique congénital que le traitement antisyphilitique par les arseno-benzènes, même à doses modérées, n'apportait aucune amélioration et pouvait aggraver l'ictère et l'anémie alors que le syndrome apparaissait comme causé par l'hérédo-syphilis.

---

(1) Syphilis et ictère par hémolyse, J. Huber. — Thèse de Paris, 1914.

LES PSYCHOPATHES HEREDO-SYPHILITIQUES

par M. LAIGNEL-LAVASTINE,
professeur agrégé à la Faculté de Médecine de Paris,
médecin de la Pitié.

En débutant, je tiens à expliquer ma présence à cette conférence, formée essentiellement de syphiligraphes, d'accoucheurs
et de pédiatres.

Je suis ici pour la même raison que je fais partie de la *Ligue
nationale française contre le péril vénérien.*

C'est, en effet, le neurologiste qui voit le mieux le tort social
souvent mortel fait par la syphilis acquise ou héréditaire à de
multiples êtres humains.

Otez la syphilis, la neuro-psychiatrie est amputée de moitié.
Aujourd'hui il n'existe plus de cloisons étanches entre les
spécialités *topologiques,* selon la juste expression de Leredde
et particulièrement la psychiatrie n'est plus isolée du monde
extérieur. On pourrait cependant le croire encore à lire certaines phrases trop concises du remarquable rapport de mon ami
Leredde, telles que celle-ci : « Ceci ne veut pas dire... qu'ils
aient su... que tout prurigineux, tout emphysémateux, tout
basedowien, tout cardiaque, peut être et est bien souvent
un hérédo-syphilitique ». J'aurais aimé ajouter dans cette
énumération : « tout arriéré mental, tout psychopathe ». Il
est vrai que, page 12, Leredde écrit nettement : « J'ai vu pour
ma part des cas d'arriération mentale modifiés d'une manière
profonde, à une époque où ils paraissaient totalement incura-
bles, des cas d'épilepsie vulgaire guéris d'une manière complète » et page 18 il ajoute : « J'ai vu plusieurs cas d'affections
mentales d'origine hérédo-syphilitique. L'action du traitement
est manifeste ». Ces simples mots font allusion aux nombreuses
observations que Leredde a publiées dans son beau volume : *La
Syphilis héréditaire et la famille syphilitique,* paru cette année
même chez Maloine. Je rappellerai pour mémoire ses cas d'arriération mentale (p. 158) et d'affections mentales (p. 230),

parmi lesquels j'ai relevé l'hébéphrémie, des crises anxieuses, des idées de suicide, des crises coléreuses, etc...

Dans leur rapport très documenté sur *l'hérédo-syphilis lar-vée*, Lesné et Boutelier se sont étendus davantages sur les troubles mentaux. « Ces troubles, écrivent-ils, sont très fréquents dans l'hérédo-syphilis, mais leur origine est souvent méconnue. Depuis qu'Alfred Fournier, puis Edmond Fournier, ont attiré l'attention sur ces manifestations, elles ont été l'objet de nombreux travaux (Atwood, Aublanc, Bertin et Gayet, Damaye et Marage, Dean, Findlay et Robertson, Gordon, Grossmann, Higgens, Leroux et Labbé, Lippmann, Raviart, Lerédde, etc... etc...)

Le mécanisme de ces troubles semble être varié et l'anomalie psychique peut dépendre soit de lésions du système nerveux, soit, et ceci d'une manière prépondérante pour beaucoup d'auteurs, d'altérations ou de troubles fonctionnels du système endocrinien. Le tableau clinique est varié. « Dès les premiers mois de la vie, on voit des enfants qui d'ailleurs semblent normaux, avec un regard terne où ne brille aucune lueur d'intelligence ; ils ne sourient pas, ne reconnaissent pas leurs parents, ne s'intéressent à rien : ce sont des idiots. Plus tard, d'autres sont endormis, éteints, indifférents, ou, au contraire, agités, anxieux, criards, irascibles, vicieux. D'autres encore ne parlent pas, ne comprennent rien, n'ont que de vagues instincts à l'âge où chez d'autres babys on admire déjà tant de gentillesse ; ce sont, pour le moins, des arriérés, des anormaux, des imbéciles. » (Hutinel et Stévenin).

D'autres fois, ces troubles apparaissent tardivement chez un enfant qui, jusque-là, paraissait intelligent.

« Des modalités très variées peuvent se rencontrer. Parfois, c'est une simple irritabilité du caractère, tics, colères ou peurs inexplicables. De même, on doit soupçonner — sans la voir partout — l'hérédo-syphilis chez les obsédés, les phobiques, les hypocondriaques. »

Cette dernière phrase est d'une vérité psychiâtrique éclatante et à sa lecture se sont levés aussitôt dans ma mémoire des souvenirs très précis d'obsédée, fille d'hémiplégique par artérite syphilitique, de phobiques à stigmates morphologiques hérédo-syphilitiques, de paranoïaque hypocondriaque, présenté par son père que j'avais soigné de syphilis.

Ces exemples montrent dans quel esprit j'entends parler aujourd'hui des psychopathes *hérédo-syphilitiques*.

Je ne retiendrai que les cas qui me sont fournis parce que j'appelle la *méthode descendante*, c'est-à-dire l'étude de la descendance des individus, que je sais être sûrement syphilitiques. Mon expérience déjà longue me permet d'avoir parmi les enfants ou les petits-enfants de mes clients des exemples caractéristiques, dont certains ne présentent aucun stigmate morphologique ou humoral appréciable. Et c'est là, à mon avis, la supériorité de la méthode descendante sur celle des stigmates. Non seulement celle-ci se base sur des symptômes souvent discutables, en tous cas discutés, mais, d'autre part, il est certain qu'*une hérédo-syphilis nerveuse ou mentale peut ne s'accompagner d'aucune autre manifestation morphologique ou humorale*, de telle sorte qu'exprime l'hérédo-syphilis ce seul trouble qu'il s'agit justement de reconnaître *hérédo-syphilitique*.

J'envisage simplement les *psychopathes hérédo-syphilitiques*, c'est-à-dire les psychopathes que je sais hérédo-syphilitiques et je ne traite nullement dans son ampleur la question des *psychopathes hérédo-syphilitiques*, afin d'éviter l'objection classique que des psychopathies chez des-hérédo-syphilitiques peuvent ne pas être dues à l'hérédo-syphilis.

Avant tout clinicien, je diviserai les hérédo-syphilitiques, chez qui j'ai relevé des psychopathies, en trois groupes : les enfants, les adolescents, les adultes.

I. ENFANTS. — Chez les enfants, je distingue actuellement cinq groupes :

1°, les cas admis par tous les auteurs, avec *signes physiques d'affection nerveuse organique* : idiotie, hydrocéphalie, paralysie générale, tabes, syndrome de Little, hémiplégie, syndrome cérébelleux, syndrome lenticulo-strié, etc... Inutile d'insister.

2° Les cas *d'épilepsie* sans signes d'affection nerveuse organique. Ces cas, bien mis en évidence par Leredde, sont fréquents. Ils peuvent ne s'accompagner d'aucun signe humoral d'hérédo-syphilis et cependant guérir merveilleusement par le traitement. J'en ai eu l'an dernier un exemple remarquable ; le traitement par l'arsénobenzol intra-veineux a fait disparaître en quelques semaines des crises fréquentes qui duraient depuis des années.

3° Les cas avec *troubles endocriniens* si bien mis en évidence par Hutinel dans son mémoire du début de l'année et dans son livre qui vient de paraître chez Masson sur : *Les Syndromes endocriniens hérédo-syphilitiques*.

Il est vraisemblable qu'un facteur endocrinien de cette sorte existe chez beaucoup de malades du groupe précédent.

Les psychopathes endocriniens de ce troisième groupe forment diverses *variétés*, que je ramènerai à trois.

Dans une première, il s'agit de *lésions endocriniennes plus ou moins massives en coïncidence avec une atteinte nécraxique de même ordre*.

J'ai étudié à Saint-Anne (n° 644), *un P. G.*, juvénile, naine, myxœdémateuse dont la thyroïde ne pesait que trois grammes et une démente précoce prise longtemps pour une P. G. en raison de signes de neuro-syphilis oculaire avec thyroïde très petite. J'ai soigné longtemps une tabétique avec syndrôme de Basedow intermittent. On connaît les fréquences du goître exophtalmique hérédo-syphilitique.

Une *seconde variété* comprend les *syndrômes uni ou polyendocriniens nets* dont le nombre s'accroît tous les jours. Tel ce myxœdémateux que j'ai présenté l'an dernier à la Société Médicale des Hôpitaux et à la Société de Psychiatrie, telle cette myxœdémateuse que j'observe actuellement. Sa sœur aînée, dont les dents ont des stigmates hérédo-syphilitiques, n'a aucun signe endocrinien. Par contre, la sœur cadette de ma myxœdémateuse a de l'hypothyroïdie. Ainsi, chez ces trois sœurs syphilitiques, la thyroïde, indemne chez l'aînée, est touchée fortement chez la seconde et plus légèrement chez la troisième. On comprend facilement cette atténuation de la deuxième à la troisième sœur. Il est plus intéressant d'insister sur l'intégrité endocrinienne de l'aînée, dont les stigmates dentaires signent l'atteinte syphilitique. Tout paraît s'être passé comme si l'infection syphilitique, en atteignant les enfants, avait besoin d'être à un certain degré de sa virulence et à un certain moment de son évolution pour toucher les glandes à sécrétion interne. Trop active et trop récente, elle paraît porter d'abord ses coups sur d'autres organes. Cette hypothèse, qui doit être vérifiée, rendrait compte de la relative fréquence de l'intégrité humorale aux réactions syphilitiques chez les dysendocriniens hérédo-syphilitiques.

La troisième variété comprend les cas les plus nombreux où la *dysendocrinie plus ou moins diffuse est légère* et se manifeste surtout aux époques critiques de la croissance.

4° Le quatrième groupe d'enfants psychopathes hérédo-syphilitiques comprend les *arriérés mentaux* qui, sans stigmates morphologiques ou humoraux hérédo-syphilitiques peuvent être extrêmement améliorés par le traitement anti-syphilitique. J'ai ainsi récemment traité avec Vinchon un enfant de quatre ans que les injections de sulfarsénol ont transformé en quelques mois. Ce chapitre de l'*arriération mentale hérédo-syphilitique* avec toutes ses variétés mériterait de longs développements. André Collin a eu le mérite d'en tirer une application pratique au point de vue thérapeutique dans les écoles.

5° Le cinquième groupe est connexe du précédent. J'y range les *pervers hérédo-syphilitiques*. La précocité perverse, qui a une importance si grande en psychiatrie médico-légale, doit toujours faire penser à la possibilité de l'hérédo-syphilis et ce n'est pas le moindre intérêt de la question que nous traitons, que de montrer son importance au point de vue de la psycho-pédiatrie et de ses rapports avec la *criminalité juvénile* et de la défense sociale.

II. — Adolescents. — Chez les adolescents, je distingue trois groupes : les cas avec signes physiques nerveux organiques, les cas avec signes endocriniens et les cas sans signes physiques.

1° Parmi les *cas avec signes physiques d'affection nerveuse organique*, je passe sur la P. G. (1), le tabes, les syndrômes pyramidaux, cérébelleux, striés, etc..., pour insister un peu sur la *démence précoce*.

Comme je l'ai montré jadis (2), certains cas de cette affection sont fonction de tuberculose et souvent, comme pour la tuberculose osseuse, c'est chez le dément précoce l'hérédo-syphilis (3) qui a fait le lit à la tuberculose.

------

(1) *Laignel-Lavastine et Heuyer* : P. G. junévile et syndrome endocrinien d'origine hérédo-syphilitique, Soc. de Psychiâtrie, 15 juillet 1920. Encéphale.

(2) *Laignel-Lavastine* : Démence précoce et Tuberculose. Soc. de Médecine de Paris, 5 Juin 1920 p. 2156.

(3) *Laignel-Lavastine et Pierre Kahn* : Epilepsie et démence : Hébéphrénie hérédo-syphilitique probable. Soc. de Psychiâtrie, 19 Mars 1925. et de Psychologie 15 Juillet.

La pathogénie de la démence précoce n'est d'ailleurs pas univoque et, à côté des déments précoces tuberculeux hérédo-syphilitiques, il en est d'autres chez lesquels les analyses les plus minutieuses ne peuvent relever aucun facteur syphilitique ou tuberculeux.

2° *Les cas avec troubles endocriniens* sont encore plus fréquents chez les adolescents que chez les enfants. L'adolescence est, en effet, une période presque normalement dysharmonique où les manifestations endocriniennes sont de règle. Chez le normal, ce ne sont que des nuances dans la croissance, l'établissement de la puberté, l'épanouissement du caractère. Toutes les transition · existent avec les dysendocrinies légères et pluriglandulaires nettement pathologiques. Comme je l'ai dit à propos des enfants, celles-ci sont plus fréquentes que les syndrômes endocriniens massifs et typiques, dont j'ai déjà relevé de nombreux exemples.

Parmi les dysendocrinies, une place à part doit revenir aux troubles de la différenciation et de la polarisation sexuelles.

J'ai relevé très souvent chez les hérédo-syphilitiques des faits d'indifférenciation sexuelle relative, des gynandres aux androgynes (1) en passant par toute la gamme des polarisations sexuelles incomplètes. J'ai amorcé jadis ce chapitre si riche en déductions psychologiques dans nos leçons de Sainte-Anne (1920-1922).

Je veux aussi signaler parmi les dysthyroïdies des hérédo-syphilitiques l'hyperthyroïdie légère de certains hyperémotifs, car j'ai montré ailleurs que l'hyperémotivité n'était en général que le versant psychologique de l'hyperthyroïdie comme l'hyperorthosympathie en est le versant neurologique (2).

3° *Les cas sans signes physiques* comprennent une grande partie de la *dégénérescence mentale*. Et c'est un progrès de distinguer parmi la foule anonyme des dégénérés les hérédo-syphilitiques, parce qu'un traitement en dérive qui permet au taré de s'évader, en partie tout au moins, de son hérédité. Beaucoup de pervers, de vicieux, d'amoraux n'ont pas besoin que d'éducation. Il y faut ajouter une thérapeutique spécifique. On doit donc

---

(1) *Laignel-Lavastine et A. Boutet* : Gynandroïde hérédo-syphilitique. Soc. Médec. des Hôp., 28 Mai 1920 p. 754.
(2) *Laignel-Lavastine* : Pathologie du Sympathique. Alcan 1924.

penser à l'hérédo-syphilis dans le traitement prophylactique et curatif de la *criminalité*.

III. ADULTES. — Chez les adultes, les psychopathies hérédo-syphilitiques sont moins fréquentes et moins nettes. Cependant, j'en distinguerai deux groupes.

1° Dans le premier, il s'agit *d'affections constitutionnelles*. J'ai relevé l'hérédité syphilitique chez certains *obsédés douteurs vagotoniques*, certains *déprimés intermittents avec dysthyroïdie*, certains *paranoïaques*. Les premiers de ces malades posent la question grosse de conséquences pratiques de la *vagotonie hérédo-syphilitique*. J'y reviendrai ailleurs. Une de mes obsédées est une phobique à paroxysmes et en même temps tabétique, une autre est un exemple classique de « maladie du doute avec délire du toucher ». J'ai insisté déjà (1) sur la mélancolie intermittente d'origine thyroïdienne.

Une variété, que j'ai mise en évidence, est la forme thyroïdienne hérédo-syphilitique (2).

Enfin, l'anomalie si typique de caractère paranoïaque fait d'orgueil, de méfiance, de susceptibilité, de tendance aux raisonnements paralogiques s'observe assez souvent chez des hérédo-syphilitiques parce que, d'une part, on puisse soutenir l'importance de l'hérédité infectieuse dans la formation du caractère et que, d'autre part, on doive penser au traitement anti-syphilitique dans le redressement de certains caractères.

2° Enfin, dans le second groupe des psychopathes adultes hérédo-syphilitiques, je placerai des sujets qui ont une remarquable *prédisposition* neuro-psychique *aux toxi-infections*. La relative fréquence de l'encéphalite épidémique chez de tels sujets en est un exemple. Peut-être la vagotonie, que j'ai signalée plus haut, explique-t-elle en partie cette prédisposition. D'autre part, je me demande si l'hérédité syphilitique ne prédispose pas non plus seulement aux localisations neurologiques des toxi-infections, mais encore à la facilité d'apparition de symptômes neuro-psychiques dans certaines intoxications, telles que l'alcoolisme, par exemple.

---

(1) *Laignel-Lavastine* : Les Psychoses thyroïdiennes in Questions neurologiques d'actualité, sous la direction du Prof. P. MARIE, Masson 1922.

(2) *Laignel-Lavastine* : Psychose périodique dysthyroïdienne des hérédo-dystrophiques syphilitiques. Société de Psychiâtrie, Novembre 1924 Revue de Psychologie 1925.

CONCLUSIONS

I. — Les psychopathes hérédo-syphilitiques sont très fréquents.

II. — La méthode descendante (observation des familles de syphilitiques) démontre l'hérédo-syphilis dans des cas d'absence de tout stigmate morphologique ou humoral.

III. — En dehors des syndrômes neuropsychiques de la neuro-syphilis (tabes, paralysie générale, méningites syphilitiques), les troubles psychiques des hérédo-syphilitiques ne sont pas cliniquement spécifiques.

IV. — Ces psychopathies sont de mécanisme très divers : directement syphilitique (anomalie, lésion, perturbation nerveuse ou endocrinienne) ou indirectement syphilitique (l'hérédité syphilitique prédisposant le système nerveux aux manifestations neuro-psychiques des toxi-infections.

SYPHILIS HEREDITAIRE TARDIVE
ET TUBERCULOSES CHIRURGICALES

par M. André Trèves.

Le chirurgien-orthopédiste est certainement parmi ceux qui doivent être le mieux avertis de la fréquence de la syphilis héréditaire tardive et de ses formes larvées.

Les malformations congénitales diverses, le pied bot, la luxation congénitale de la hanche, les scolioses congénitales, dont les manifestations cliniques peuvent être très tardives, la maladie de Little, l'hallux valgus, le pied plat, etc., etc., ont bien souvent une origine spécifique. Mais si cette origine, commande un traitement médical spécial, le rôle du chirurgien n'en est pas modifié à l'égal de la lésion elle-même.

Pour le rachitisme déjà, dont les porteurs nous sont présentés en général après la première année, la connaissance de la syphilis est indispensable, sous peine de traitement insuffisant ou erroné. Et, en passant, je vous signale qu'à ma consultation de l'hôpital de Rothschild, sur 47 cas de rachitisme accentué, allant de un an à l'adolescence, j'en trouve 28 où l'origine syphilitique est évidente, dont 17 avec contrôle positif ou partiellement positif du laboratoire.

Pour les tuberculoses dites chirurgicales, ganglionnaires, osseuses ou ostéo-articulaires, la question du diagnostic et du traitement est particulièrement délicate.

M. Carle, dans son rapport, semble dire qu'il serait aisé d' « arracher le masque », si le médecin voulait bien penser toujours à la syphilis. Il rappelle à ce propos quelques-uns des symptômes classiques que nul n'a le droit d'ignorer.

Ces signes classiques, ainsi que certains stigmates bien connus, rendent le diagnostic évident.

Malheureusement, la question n'est pas si simple et l'identité des lésions, aussi bien au point de vue clinique que radiographique, est souvent telle que, malgré un examen aussi approfondi

que possible, sans oublier la recherche des antécédents, le diagnostic n'est fondé que sur de simples présomptions ou sur le
hasard.

Les réactions de laboratoire, même les plus sensibles (il en
est que l'on accuse, à tort sans doute, de l'être trop), donnent
bien souvent un résultat négatif. MM. Lesné et Boutelier vous
ont dit que ces réactions négatives sont d'autant plus fréquentes que les manifestations de l'hérédo-syphilis sont plus tardives.
Or, certaines atteignent l'adulte ou sautent une génération.

Un Wassermann, ou même un Desmoulières, positifs, n'en
conservent pas moins une importance primordiale et, de parti
pris, je fais faire ces examens sur tous mes malades atteints de
lésions ganglionnaires ou ostéo-articulaires.

Les thèses des élèves de Ménard de Berck (1) sont pleines d'observations où la nature syphilitique de lésions d'aspect nettement
tuberculeux n'a été révélée que par le laboratoire interrogé au
hasard ou de parti pris.

Voilà pourquoi des symptômes d'ordre très secondaire, presque de simples impressions, prennent une véritable importance
pour aider à faire le diagnostic de syphilis pseudo-tuberculeuse.

Permettez-moi de vous en signaler quelques-uns :

Une ostéo-arthrite qui évolue pendant longtemps sans entraîner une impotence marquée et de grosses lésions, surtout lorsque le traitement orthopédique a été insuffisant ou irrégulier,
est presque toujours hérédo-syphilitique et non tuberculeuse.
La tuberculose ronge les os. La syphilis les lèche.

La tuberculose chirurgicale s'accompagne toujours, plus ou
moins rapidement, d'amaigrissement et d'atteinte de l'état
général. La syphilis héréditaire, non (2).

La tuberculose présente une évolution cyclique, régulière. Les
manifestations ostéo-articulaires ou ganglionnaires de la syphilis héréditaire sont souvent plus capricieuses, à éclipses.

A l'origine de toute lésion des os ou des articulations, le malade ou ses parents trouvent presque toujours un traumatisme.
Interrogez de plus près, vous finirez par apprendre que l'origine traumatique est nettement imaginaire. Cela, c'est vrai pour

(1) Th. de Bénazet, Mlle Pouzin, Mozer, Chenet, etc.
(2) Barbier (*Journal de Médecine de Paris*, 1907, n° 43, p. 420).

la tuberculose. L'origine traumatique est fréquente au contraire dans la syphilis osseuse ou articulaire (Broca).

Il est classique de dire que l'indolence relative est une caractéristique de la syphilis. Non seulement cette notion est souvent contredite par les faits, mais des douleurs excessives, non calmées par l'immobilisation du membre ou du rachis doivent faire penser à la syphilis.

Il en est de même des douleurs rachidiennes pseudo-pottiques, des douleurs articulaires sans lésions visibles à la radiographie, sans amyotrophie, sans ganglions.

Une tumeur blanche du genou peut avoir tous les caractères cliniques et même radiographiques de la tuberculose. Il faut toujours examiner le genou sain et, s'il contient du liquide, penser à la syphilis.

Certaines dystrophies sont classiques, qu'elles atteignent le crâne, l'œil, le nez ou les dents. Je me permets d'y ajouter un aspect spécial du nez, que j'ai déjà signalé à la Société de Pédiâtrie (1). L'enfant a un faciès peu coloré, la partie moyenne du nez se continue presque sans démarcation avec la région des pommettes, le lobule est globuleux, un peu saillant, les narines ont des ailes épaisses, un orifice assez étroit ; le nez, dans son ensemble, est un peu luisant, contrastant souvent avec le reste du visage.

Il est, par contre, des notions classiques, sur l'existence desquelles on aurait tort de compter d'une manière absolue.

La clavicule est l'os de la syphilis, sans doute ; mais elle peut présenter des lésions d'ostéomyélite banale. J'y ai été pris une fois.

Par contre, le calcaneum et le malaire appartiendraient à la tuberculose. Or, j'ai trouvé des lésions du malaire nettement syphilitiques et le calcaneum était pris dans une observation d'Andrieu, citée par Mercier des Rochettes.

Les lésions multiples relèveraient de la syphilis. Or il n'est pas de chirurgien orthopédiste qui n'en ait rencontré de purement tuberculeuses, surtout chez les jeunes enfants. Ce qui est vrai, c'est la nature tuberculeuse presque certaine des lésions associées de grosses articulations : une hanche et un genou, un mal de Pott et une tibio-tarsienne par exemple.

Le ganglion sus-épitrochléen n'a aucune valeur, s'il est uni-

____

(1) *Bull. soc. Pédiâtric* 1919 et 1923, p. 87.

latéral, avec une lésion sous-jacente. Même bilatéral, il ne signe pas la syphilis.

Les travaux récents ont montré que, contrairement à l'opinion classique ,la syphilis osseuse ou articulaire peut parfaitement s'accompagner d'adénopathie surtout lorsque la lésion est fistulisée, mais même sans cela.

Vous le voyez, la question n'est pas simple. Elle l'est d'autant moins que, bien souvent, l'identité est absolue, qu'on ne trouve pas le moindre symptôme, la moindre dystrophie pour écarter la tuberculose que tous les examens de laboratoire sont négatifs et que, seule, l'épreuve du traitement lèvera peut-être les doutes.

Malgré l'opinion de Ménard et de ses élèves, je suis convaincu que les hybrides, c'est-à-dire l'association de la tuberculose et de la syphilis, ne sont pas rares.

Il ne s'agit pas ici de tuberculose évoluant sur un terrain syphilitique, ce dont personne ne songe à contester la fréquence, mais d'association locale de la syphilis et de la tuberculose sur un même foyer ganglionnaire, osseux ou articulaire. Mercier des Rochettes, dans sa thèse de 1922, en relate plusieurs observations indéniables, dont quelques-unes appartiennent à d'autres auteurs et sont assez anciennes. Il pense cependant que les hybrides vraies sont rares. La constatation *in situ*, la présence simultanée du tréponème et du bacille de Koch est bien difficile à démontrer, c'est vrai. Mais que de fois avons-nous vu une coxalgie, une tumeur blanche du genou s'améliorer rapidement sous l'influence du traitement antisyphilitique ; puis l'état rester stationnaire et la lésion évoluer comme une tuberculose banale, quels que soient l'intensité du traitement ou le médicament utilisé. Je ne vois pas là d'autre explication que la lésion mixte.

Quelques mots maintenant sur le traitement.

Mozer et d'autres auteurs restent fidèles au mercure dans certains cas : je le crois utile comme médicament d'entretien, associé à l'arsenic.

Pour le bismuth, déprimant et défavorable chez les tuberculeux, avec Debré (1) je le réserve aux malades intolérants pour l'arsenic ou arséno-résistants. En ce cas, peut-être pourrait-on

---

(1) Congrès français de pédiâtrie, 1924.

combattre l'anémie bismuthique en employant un sel comme le cacodylate de bismuth.

Mais c'est l'arsenic qui est le médicament de choix. MM. Lesné et Boutelier vous ont rappelé son action eutrophique. M. Péhu a dit combien les accidents qu'il provoque sont rares chez l'enfant.

L'avantage de son emploi est considérable chez les ganglionnaires et les osseux.

En cas de syphilis pure, l'action est habituellement très rapide; elle est constante surtout si on lui adjoint le mercure dans les cas difficiles.

Elle est partielle dans les hybrides.

On dit habituellement que le traitement arsenical reste sans effet sur les lésions tuberculeuses. En tout cas, il agit très heureusement sur l'état général. Mais il y a mieux.

Mercier des Rochettes relate une observation d'Andrieu où un malade atteint de tuberculose du calcaneum avec bacilles de Koch constatés dans le pus d'un abcès, guérit en quelques semaines de traitement arsenical, alors qu'il avait résisté à la cure hélio-marine et au traitement orthopédique.

Ces lésions tuberculeuses s'étaient développées chez un hérédo-syphilitique.

J'ai observé pour ma part plusieurs malades, exclusivement tuberculeux et indemnes de syphilis, chez lesquels l'arsenic a agi exactement comme chez des syphilitiques. J'ai eu la vérification d'une inoculation positive au cobaye chez un de ces malades dont M. Hudelo a bien voulu s'occuper.

Etant donné la difficulté et souvent l'impossibilité du diagnostic, j'en suis arrivé à employer le traitement arsenical, soit intraveineux, soit sous-cutané (sulfarsénol), chez presque tous mes malades, et j'ai chaque jour des surprises.

Cette identité fréquente des deux maladies entraîne aussi l'utilité de mêmes adjuvants. Comme Texier, je pense que les hérédo-syphilitiques bénéficient de la cure hélio-marine et des reconstituants généraux. Associés au traitement spécifique, ils hâtent certainement la guérison.

Celle-ci est parfois assez lente à se produire et j'ai vu des ostéoarthrites spécifiques ne guérir complètement qu'après un traitement de plusieurs années où les médicaments s'associaient à l'orthopédie.

Le traitement orthopédique est, en effet, souvent indispensable chez ces malades. Pour le genou en particulier, on ne peut guère se passer du plâtre ou du celluloïd. Mais l'immobilisation au lit est moins indispensable et le traitement habituellement abrégé.

Avec Ménard, nous sommes d'accord pour considérer habituellement les lésions syphilitiques comme un *noli me tangere* pour le chirurgien. Exceptionnellement cependant, il peut-être utile d'aller cueillir un séquestre récalcitrant, en associant le bistouri à la cure arsenicale.

DEUX CAS D'HEREDO-SYPHILIS GRAVE

CHEZ DES ENFANTS ISSUS DE PERES
SOIGNES DES LE DEBUT DU CHANCRE
ET DECLARES GUERIS

par Paul CHEVALLIER

1° Depuis une soixantaine de jours, un bébé de six mois dépérit ; il a pris le masque d'un athrepsique ; son foie et sa rate sont très gros. Le père, interrogé en particulier, nie toute syphilis. Le Wassermann de l'enfant est positif. Le traitement spécifique le ressuscite.

Quelques mois plus tard, le père raconte son histoire; il a eu un chancre induré avec spirochètes typiques; dès le dixième jour, un traitement intensif a été institué par le novarsénobenzol. Deux ou trois séries ont été faites; puis, trois séries de six injections d'huile grise. Le Wassermann a toujours été négatif.

Après une réactivation soigneuse, les épreuves sérologiques (Hecht, Wassermann, floculation, faites dans différents laboratoires) restent négatives; le liquide céphalo-rachidien est normal. Le malade est déclaré guéri. Sur les conseils du docteur Vernes, qu'il consulte, il se soumet, pendant deux ans, à de fréquents examens sérologiques; un mois avant son mariage, les réactions étaient négatives. Depuis son mariage, qui remonte à un an, il a négligé tout examen.

2° Le père contracte la syphilis à 36 ans. Dans le chancre encore naissant, on ne trouve pas de spirochètes; malgré ce résultat négatif, un spécialiste très compétent, de Paris, affirme la syphilis et commence le traitement au sixième jour du chancre (au moins en apparence). Trois séries de sept injections d'arsénobenzol sont faites. Le Wassermann est toujours négatif. On considère le malade comme guéri; il se marie à 41 ans, bien portant.

A 44 ans, paralysie subite du moteur oculaire commun ; le

Wassermann est positif; je n'insiste pas sur l'histoire ultérieure, qui est banale. Le malade a aujourd'hui 48 ans. Il reste des signes de paralysie oculaire; le signe d'Argyll-Robertson est typique; légère hypertension.

Alors que le père avait 42 ans, naît un garçon. Il est robuste et s'élève bien. A l'âge de quatre ans, orchite gauche qui n'est reconnue syphilitique qu'après six mois ; traitement mercuriel; guérison.

On cesse le traitement deux mois; le testicule droit se prend; le mercure agit de nouveau. Aujourd'hui, à six ans, l'enfant est un peu grêle mais bien constitué, sans aucune malformation; le testicule gauche n'est pas complètement guéri.

Un deuxième enfant, de trois ans et demi, est apparemment sain. Mère d'apparence saine. La famille n'étant que de passage à Paris, les examens complémentaires ne peuvent être faits. Je prescris de traiter la mère et les deux enfants.

Ces deux observations illustrent une opinion admise par tous les spécialistes, mais qu'en raison des idées répandues il y a encore peu d'années, bien des praticiens ignorent encore; *même traitée dès le début du chancre, avant que le Wassermann ne soit positif, la syphilis ne guérit ni vite ni facilement.* Il faut la traiter fort et longtemps. Je pense même qu'il faut traiter aussi longtemps une syphilis incipiens qu'une syphilis secondaire caractérisée. La syphilis est généralisée d'emblée, même avant le chancre.

Comme Gougerot et d'autres auteurs, j'ai vu la syphilis apparaître après un traitement préventif trop court. Voici un cas que je crois à l'abri de toute erreur: une femme est en pleine syphilis secondaire; le mari, innocent, a eu quelques rapports sexuels; l'examen minutieux clinique et sérologique ne révèle rien. Deux séries de novarsénobenzol (5 à 6 grammes) sont faites; puis, deux séries de six huiles grises. Cinq mois plus tard, cet homme est en pleine roséole, avec Wassermann positif, sans qu'on trouve aucune trace de chancre ni de pléiade ganglionnaire.

Je vais même plus loin que la plupart des auteurs, et je pense que l'époque à laquelle est constatée la syphilis ne doit influer ni sur l'intensité ni sur la durée du traitement. Il est exact que certaines syphilis sont naturellement très bénignes, mais nous ne savons pas les reconnaître. En l'état actuel de nos méthodes diagnostiques et thérapeutiques, quatre à cinq ans de traitement actif est un minimum. Après ce délai, et malgré tous les examens de laboratoire, il nous est impossible d'affirmer à un malade déterminé qu'il est complètement guéri. Dans le doute, et considérant l'intérêt du malade et celui de la race, je prescris au « présumé guéri », — et jusqu'à un âge avancé, — un traitement modéré mais fréquent, par injections ou par ingestion. Le grand espoir que l'on aurait eu, de guérir en relativement peu de temps toutes les syphilis, ne s'est pas réalisé. La protection de la race exige, à mon avis, un traitement très prolongé. Si ces idées peuvent encore être discutées, la novicité des traitements énergiques mais courts, en particulier à la période pré-sérologique, est un fait dont la connaissance mérite d'être diffusée.

NOTES

SUR ONZE ENFANTS DE 18 A 26 ANS, QUI, NES DE PERE SYPHILITIQUE, PARAISSENT ABSOLUMENT NORMAUX, MAIS DONT LE WASSERMANN EST POSITIF

TENACITE DU WASSERMANN POSITIF
MALGRE LE TRAITEMENT

par Paul CHEVALLIER

J'ai eu l'occasion de faire des réactions de Wassermann chez un certain nombre de jeunes gens, les uns amenés sous un prétexte quelconque par leur père, vieux syphilitique, les autres, généralement des étudiants, demandant un examen systématique. La grande majorité ont présenté un Wassermann négatif. Chez 34, le Wassermann a été positif; chez 26, la syphilis acquise peut être avec certitude éliminée. Quinze de ce groupe présentaient des signes légers qui permettaient de soupçonner l'hérédo-syphilis: petits stigmates dentaires, asthénie, instabilité mentale, pseudo-tuberculose, hypertension précoce, etc...

Onze étaient absolument normaux; j'ai pu voir leur père: tantôt il présentait de la leucoplasie ou de petites modifications nerveuses (Argyll-Robertson), tantôt il avouait une syphilis ancienne. Ces onze cas se répartissent ainsi: 4 jeunes filles de 18 à 22 ans, 7 jeunes gens de 19 à 26 ans.

La stature était, sauf dans un cas, allongée, mais les muscles étaient bien développés; il n'existait pas d'infantilisme; l'intelligence était normale, et presque tous les sujets poursuivaient avec méthode et succès des études complexes; le nervosisme et la fatigabilité ne semblaient pas nettement anormaux.

Le Wassermann était positif total, par toutes les méthodes et à des examens répétés.

Six n'ont pu être traités, 3 ont pris, par la bouche, un sirop du type Gibert dix à douze jours par mois; 2 ont reçu des injections.

Les cinq traités, dont trois ignorent leur hérédité syphilitique, affirment ressentir du traitement un tel bien-être (bien-être difficile à préciser : sensation d'accroissement de force, de facilité de travail intellectuel), qu'ils en réclament la stricte observance.

Chez tous, le Wassermann s'est montré extrêmement rebelle. Trois sont suivis depuis bientôt quatre ans et trois ans: le Wassermann est toujours positif, au moins par les méthodes sensibles.

Voici les observations résumées des deux malades soumis aux injections:

— A... 26 ans, étudiant, blennorragie autrefois. Jamais d'accident faisant même penser à la syphilis. Il demande un examen de sang avant mariage. Wassermann et Hecht positifs totaux. Il cherche vainement l'origine de sa maladie. Son frère aîné vient m'apprendre que leur père était syphilitique: à sa demande, le sang de leurs trois autres frères et sœurs a déjà été prélevé sous un prétexte quelconque, la réaction de Wassermann est franchement positive.

Première série de novarsénobenzol: 5 grammes 10/. Cinq semaines plus tard, Wassermann positif total.

Deuxième série de novarsénobenzol : 5 grammes 30. Deux mois plus tard, Wassermann positif total.

Troisième série de novarsénobenzol : 1 gramme 90 (interrompue pour intolérance). Deux mois plus tard, Wassermann positif total. 12 cyanure, 12 iodobismuthate de quinine; Wassermann positif total. 12 iodobismuthate de quinine; Wassermann positif total. 12 iodobismuthate de quinine; Wassermann positif total. 12 iodobismuthate de quinine, Wassermann positif atténué (H6) ; avec un antigène sensible, Wassermann HO. Hecht HO = positif total. 12 iodobismuthate de quinine; deux mois après, Wassermann H8 négatif, Wassermann avec antigène sensible HO positif total; Hecht HO positif total. 12 cyanure. Le traitement continue.

B..., 20 ans, étudiant; Wassermann à la demande de son père médecin, vieux syphilitique: Wassermann positif total. 10 novarsénobenzol: 5 gr. 50; 12 cyanure; Wassermann positif total ; 10 novarsénobenzol : 5 gr. 65, 12 cyanure. Wassermann positif total. 10 novarsénobenzol: 4 gr. 80; 12 cyanure; Wassermann positif total, 12 quinby, Wassermann positif total.

Les faits que je signale ne sont pas inconnus, mais leur fréquence est ignorée. Le syphilitique, qui s'est cru guéri, peut engendrer des enfants dont le développement est tout à fait normal, dont aucune maladie, aucun incident, n'a jamais révélé la syphilis, dont l'organisme entier paraît sain, et cependant, ces enfants présentent un Wassermann positif total. Ce Wassermann positif total est bien un signe de syphilis, car, toutes les fois qu'on le constate, on trouve chez le père une syphilis ancienne avouée ou manifeste. Le Wassermann positif se comporte comme un signe de syphilis indépendant des autres symptômes.

Ce Wassermann positif s'observe en pleine adolescence et à l'âge adulte.

Le traitement ne paraît le réduire qu'avec une extrême difficulté.

Il est remarquable de trouver ainsi des Wassermann isolés stigmates de syphilis mono-symptômatique, alors qu'il est courant de rencontrer, dans l'hérédo-syphilis manifestée par des accidents révélateurs, ou chez des enfants qui, quelques semaines ou quelques mois plus tard, font des accidents d'hérédo-syphilis, un Wassermann douteux, et même, souvent, complètement négatif.

SUR UN SIGNE FREQUENT ET PEU CONNU DE LA SYPHILIS HEREDITAIRE LARVEE

par André Leri

J'ai déjà attiré l'attention des membres de la Société de Dermatologie et de Syphiligraphie sur l'extrême fréquence des lésions syphilitiques de la face interne du crâne.

Le professeur Fournier prétendait que le tibia était « l'os chéri de la syphilis ». Je peux affirmer aujourd'hui que les os du crâne sont atteints infiniment plus fréquemment par la syphilis, et que c'est le crâne qui est, en fait, « l'os chéri ».

Cela n'a, d'ailleurs, rien de surprenant. Il suffit de regarder la face interne du crâne, de voir à quel point elle est spongieuse et comme succulente — surtout si on l'oppose à la face externe, lisse et dense — pour comprendre que la face interne du crâne puisse être atteinte avec prédilection par le spirochète.

Ces lésions de la face interne du crâne se manifestent très fréquemment par des crises épileptiques, soit jacksoniennes, soit généralisées, mais souvent aussi par des hémiparésies ou des monoparésies plus ou moins associées, par des hémiparesthésies et tout particulièrement par de ces *céphalées* plus ou moins violentes, mais très tenaces, à caractère plus ou moins migraineux, dont tant de sujets se plaignent parfois pendant des années sans qu'on en découvre la cause. Ces lésions de la face interne du crâne se développent, en effet, de façon pour ainsi dire isolée, très fréquemment sans qu'on ne trouve, ni dans les antécédents avoués du malade, ni dans les symptômes cliniques ou dans les signes sérologiques, la preuve qu'il s'agisse de syphilis. On peut dire qu'elles sont parfois presque monosymptômatiques, et nous pouvons ajouter que très souvent ces lésions de la face interne du crâne s'observent dans les formes héréditaires de la syphilis. Elles constituent ainsi, à notre avis, un *signe de première importance de la syphilis héréditaire larvée.*

Elles peuvent se présenter anatomiquement et radiologiquement sous trois formes:

1° Une petite *gomme osseuse*, remplaçant en un point l'image de la table interne par une petite masse plus ou moins ovalaire et grisâtre;

2° Une exulcération de la table interne du crâne, ou une *ulcération* plus ou moins profonde gagnant vers la table externe;

3° Une *hyperostose* plus ou moins épaisse, à aspect radiologique plus ou moins « moutonneux », s'enfonçant dans la cavité cranienne, tout particulièrement au niveau de la région frontopariétale.

Tous ces aspects s'observent sur les radiographies que je présente, et on les reconnaît avec une extrême facilité quand on les a vus auparavant sur des pièces anatomiques, telles celles que j'ai empruntées au Musée Dupuytren.

Ces lésions de la face interne du crâne me paraissent particulièrement importantes à connaître, parce qu'elles sont susceptibles de disparaître, au moins dans certains cas, par le traitement, et parce que, même quand elles ne disparaissent pas, l'application du traitement antisyphilitique amène la guérison des troubles observés: crises comitiales, hémiparésies ou céphalées.

Nous én voulons pour preuve les *résultats thérapeutiques* que nous avons obtenus. Notamment, les trois premiers épileptiques que nous avons présentés à la Société de Dermatologie il y a plus de 18 mois, qui avaient des crises comitiales très fréquentes, chez qui l'examen clinique et sérologique n'indiquait pas la spécificité, mais chez qui l'on observait des lésions de la face interne du crâne, ces trois épileptiques n'ont plus eu, depuis lors, aucune crise comitiale. Ce résultat est, pour ainsi dire « trop beau », car nous n'avons certainement pas la prétention que le traitement spécifique fasse disparaître toutes les lésions osseuses, ni tous les troubles cliniques.

Les lésions qui disparaissent le mieux et le plus vite, ce sont les gommes, type de la syphilis en évolution ; mais les ulcérations, résultat habituel des gommes évacuées, et l'hyperostose, tissu condensé et dur, ne diminuent guère et ne disparaissent que très rarement. Mais ces lésions ne sont, si l'on peut dire, que *l'indice* d'une spécificité larvée; elles ne sont pas forcément la seule *cause* des troubles constatés, car ceux-ci peuvent être dus notamment à des lésions plus profondes, dans les méninges ou dans l'encéphale.

Nous pouvons faire remarquer qu'il est quelquefois nécessaire, pour constater ces lésions osseuses, de faire une *série de radiographies* avec des inclinaisons et sous des incidences variées. C'est ainsi que récemment nous avons fait faire chez un jeune enfant trois radiographies du crâne de face qui n'avaient rien révélé ; une quatrième épreuve de face, faite avec une inclinaison différente de la tête, nous a montré un beau placard d'hyperostose très dense, entouré, pour ainsi dire, d'une rigole : cet enfant a été mis au traitement ; ses crises comitiales, qui étaient presque quotidiennes, ont complètement disparu.

Il nous paraît important également de faire observer que le traitement spécifique n'est pas toujours susceptible à lui seul de guérir un mal comitial d'origine pourtant indiscutablement syphilitique. En effet, il y a deux périodes dans l'évolution des lésions spécifiques : une première période où le tissu est gommeux, où les éléments cellulaires actifs sont nombreux et où le traitement est susceptible de faire fondre la lésion ; une seconde période où le tissu est cicatriciel, scléreux ou formé de tissu osseux plus ou moins dense, mais presque dépourvu d'éléments cellulaires. A cette seconde phase, le processus n'est plus en activité, la lésion est faite et en partie définitivement constituée ; elle est susceptible à elle seule de déterminer des crises par irritation de la corticalité cérébrale, mais elle n'est pas susceptible de guérir entièrement par le traitement spécifique.

C'est ainsi que nous avons vu un hérédo-spécifique d'une vingtaine d'années qui, ayant des crises comitiales depuis son enfance, avait été traité sans succès par les différentes médications anti-épileptiques, par le gardénal, par exemple. Cette jeune fille guérit comme par enchantement quand on ajouta au gardénal un traitement anti-syphilitique, mais, un jour qu'elle oublia de prendre son gardénal, elle eut de nouveau une crise : l'association de la médication anti-spasmodique à la médication anti-syphilitique s'impose, et cela se comprend, dans ces lésions qui ont dépassé la période « évolutive » et atteint la période « cicatricielle » ou « sclérosante ».

Ce sur quoi nous désirions surtout attirer l'attention aujourd'hui, c'est que les ostéites de la face interne du crâne, révélables par la radiographie, constituent un signe important de syphilis, et spécialement de syphilis héréditaire larvée, puisqu'*elles peuvent en constituer le seul signe* et s'observer en dehors de tout symptôme clinique et malgré un Wassermann complètement négatif. Je dirai même que dans la plupart des périodes peu actives de la syphilis, et particulièrement dans la syphilis héréditaire, *l'ostéite de la face interne du crâne a beaucoup plus de valeur que la réaction de Wassermann*, puisque, dans ces cas, cette réaction est le plus souvent négative.

Séance du mardi matin 6 octobre 1925

Présidence de M. le Professeur Nicolas (de Lyon).

TRAITEMENT
DE LA SYPHILIS HÉRÉDITAIRE LARVÉE
DU NOURRISSON
ET DE LA PREMIÈRE ENFANCE

SOMMAIRE. — *Exposé des rapports* : MM. Marcel Pinard, Henry Lemaire, Péhu. — *Discussion* : MM. Balzer, Piccardi, Petges, Marcel Pinard, Lacapèze, Clément-Simon, Lacapère, Henri Lemaire, Clément-Simon. — *Conclusions.*

EXPOSE DES RAPPORTS

M. Marcel Pinard expose son rapport et dépose les conclusions suivantes :

Le traitement du nouveau-né et du nourrisson hérédo-syphilitique doit être commencé aussitôt que possible et conduit avec intensité et longtemps.

Le but à atteindre n'est pas seulement d'obtenir la disparition d'accidents syphilitiques mais de viser à obtenir la stérilisation du malade.

M. Lemaire expose son rapport et dépose les conclusions suivantes :

Les auteurs s'accordent tous pour classer les médications spécifiques d'après leur valeur, l'arsenic introduit par la voie intraveineuse se plaçant en tête. Mais l'expérience clinique montre que l'on peut obtenir d'excellents résultats avec le moins actif, le mercure, si le traitement a été très précoce et longtemps prolongé pour empêcher les réveils tardifs de l'infection.

M. Péhu expose son rapport et dépose les conclusions suivantes :

Dans la première enfance, la syphilis congénitale présente une évolution anatomique bien définie.

Au cours de la grossesse, dans la première année de la vie extra-utérine, elle se comporte à la façon d'une septicémie générale et très étendue.

La première année franchie, elle se limite à certains organes où elle crée des lésions localisées moins apparentes produisant en clinique peu de symptômes.

Occultes ou larvées, ces lésions existent; elles progressent et, par la suite, donnent naissance à des maladies caractérisées irréductibles.

Mais, pendant une certaine période, il n'y a aucune corrélation directe entre la localisation anatomique et la symptomatologie.

Pour ces deux raisons: *Allure septicémique, progression silencieuse* de certaines lésions, il est indispensable de soigner la syphilis congénitale par des moyens actifs et longtemps continués.

Dans la première enfance, il est donc nécessaire de prolonger le traitement *méthodiquement administré* et du moins d'exercer une surveillance attentive jusqu'au seuil de la quatrième année.

A l'heure actuelle, des travaux entrepris dans les divers pays d'Europe et d'Amérique, on peut dégager ces notions: dans les médications antisyphilitiques, les arsénobenzènes tiennent le premier plan, surtout s'ils sont introduits par voie intraveineuse. Ils permettent une attaque énergique au cas d'accidents sévères et graves.

Puis vient le bismuth,

Puis le mercure. Mais il faut considérer que celui-ci est encore en droit d'occuper une place nouvelle.

La thérapeutique continue et alternée, donne souvent de très bons résultats.

Mais, indiscutablement, le moyen le plus efficace est représenté par le traitement appliqué rigoureusement aux géniteurs, véritable médication préventive protectrice vis-à-vis du produit de la conception.

M. Balzer : Après avoir lu les rapports et entendu les rapporteurs, je ne peux pas m'empêcher d'être frappé des contradictions qui existent encore actuellement au sujet de l'appréciation des résultats fournis par la sérologie. M. Pinard (page 104) nous rapporte le fait d'un ménage: mari indemne, femme née d'un père probablement syphilitique, mais ne présentant aucun signe clinique ni sérologique de syphilis, grossesse normale et pourtant l'enfant naît un peu avant terme et meurt en naissant. Il cite un second fait dans lequel le grand-père était également syphilitique ; l'enfant qui dépérissait fut traité avec un succès complet et pourtant une enquête sévère clinique et sérologique du père et de la mère était négative. M. Pinard dit en outre que la sérologie dans les cas d'hérédo-syphilis infantile peut être positive seulement dans 17 % des cas et logiquement conclut qu'il ne faut pas se baser sur une sérologie négative pour ne pas traiter l'enfant. MM. Lemaire et Lévy-Solal reconnaissent que le Bordet-Wassermann peut être négatif chez le nourrisson porteur d'accidents évidents d'hérédo-syphilis ; M. Lemaire rappelle que son élève Crocy (p. 128) trouve dans ces cas une proportion de résultats positifs oscillant entre 63 et 99 %. Même après traitement, J. Hallé signale les guérisons illusoires des hérédo-syphilitiques.

M. Lesné (p. 23) rappelle que, d'après Dean, la positivité serait rare chez les hérédo-syphilitiques âgés de plus de 16 ans; la négativité, dit M. Lesné, ne doit faire porter aucune conclusion. En somme, il semble admis que pour le diagnostic et pour le traitement des hérédo-syphilitiques, la sérologie ne donne pas toujours, il s'en faut, des conclusions capables de convaincre de sa valeur absolue. Je crois à la possibilité de la guérison de la syphilis et je suis bien loin d'être un adversaire de la sérologie, je le suis d'autant moins que nous ne possédons rien de meilleur pour le contrôle du diagnostic et du traitement. Mais en présence des résultats signalés par nos collègues pédiâtres, chez les hérédo-syphilitiques, je me demande si l'on ne va pas trop loin en ce qui concerne le résultat du traitement de la syphilis de l'adulte en admettant qu'un sujet énergiquement soigné, principalement par l'arsénobenzol et reconnu négatif par la sérologie, peut désormais se marier au bout de deux ans en étant considéré comme guéri. Cette conclusion qui a été présentée à la Société de Dermatologie et qui est reproduite, pour le traitement abortif seulement, par M. Spillmann, me semble contestable et comme elle intéresse à un haut degré la prophylaxie de l'hérédo-syphilis, je crois devoir appeler sur elle l'attention du Congrès.

M. Piccardi, de Turin: Je fais observer à M. Balzer que, dans l'interprétation de la R. W. chez les enfants, il y a une grosse erreur, car on considère comme hérédo-syphilitiques tous les enfants nés de gens syphilitiques. Tandis que tout le monde sait que le traitement des parents, et spécialement de la mère pendant la grossesse et surtout avec les arsénobenzols, peut permettre la création d'enfants sains.

J'ai observé que chez les enfants vraiment syphilitiques ayant des manifestations actives ou non, en répétant la réaction dans la première ou dans la seconde enfance, en réactivant, presque toujours on obtient la R. W. positive. Tandis que les malades traités au moins pendant un ou deux ans (traitement abor tif) avec les arsénobenzols, ont des enfants qui restent sains pendant une observation prolongée et qui ont toujours la R. W. négative.

M. Petges: Je demande à M. Lemaire selon quelle progression ont été faites les injections de novarsénobenzol dans les cas de mort. Quand on commence par des doses trop fortes, 15 milligrammes par exemple, on a des désastres.

Le Bi a rendu un mauvais service à la syphiligraphie. Il est inférieur au Novar. Le muscle injecté subit une imprégnation bismuthique qui est peut-être néfaste chez l'enfant. On ne peut faire des injections pendant des années.

Quant aux arsenicaux, mieux vaut l'injection sous-cutanée que l'intraveineuse. Ils sont préférables, même dans les syphilis discrètes.

M. Marcel Pinard : Le sulfarsénol est un médicament peu toxique : une infirmière qui voulut se charger de traiter son enfant, trouvant la présence du médecin inutile, injecte par erreur à son bébé de deux ans et demi 96 centigrammes de sulfarsénol au lieu de 0,06 centigrammes. Une légère réaction fébrile de 48 heures et un léger erythème furent les seules manifestations observées.

M. Lacapère : Je me rallie absolument aux idées exprimées par le Pr. Petges et le Dr Marcel Pinard, en ce qui concerne la progression des doses d'arsénobenzènes dans le traitement de la syphilis infantile. Comme je l'ai écrit à plusieurs reprises, je considère comme dangereux d'attaquer la syphilis héréditaire avec des doses de 914 ou de sulfarsénol élevées et je crois fermement que, si les résultats obtenus par ceux qui ont traité les enfants suivant la méthode de M. J. Renault, c'est-à-dire en débutant par des doses de 1 centigramme 1/3 par kgr., ont été peu satisfaisants, c'est qu'un certain nombre d'enfants ont pu être emportés par des phénomènes dépendant de la réaction d'Herxheimer.

C'est surtout dans les formes septicémiques de l'hérédo-syphilis, dans ces cas où le tréponème, sans avoir créé de lésions organiques profondes, atteint la totalité de l'économie, dans les cas où le virus syphilitique provoque des insuffisances organiques passagères et particulièrement des insuffisances hépatiques, qu'il faut être surtout prudent dans les doses de début. Il y a un avantage incontestable à commencer le traitement par des doses véritablement infinitésimales et je demande au bureau de vouloir bien, dans les conclusions qu'il prendra après la discussion des rapports, indiquer *la nécessité de traiter les enfants par des doses progressives quand on utilise les arsénobenzènes.*

M. Clément Simon. — Il y a un point qui, je crois, n'a pas été suffisamment précisé par les rapporteurs et sur lequel je voudrais avoir leur avis. Je veux parler de l'opportunité de traiter les nourrissons en apparence sains, issus de parents syphilitiques régulièrement traités. C'est un problème qui se pose souvent en pratique. L'examen clinique du nouveau-né ne fait rien découvrir d'anormal; la réaction de B.-W. est négative. Faut-il cependant traiter ces enfants? Pour ma part, dans de telles conditions, je me crois autorisé à ne faire aucun traitement, sous le couvert, bien entendu, d'une surveillance clinique attentive et prolongée.

M. Lacapère. — La question du traitement des enfants nés de syphilitiques et ne présentant eux-mêmes aucun symptome clinique ou sérologique d'infection est des plus délicates à trancher. Je m'étais rangé à l'expectative et à la surveillance quand la mère avait été bien traitée pendant sa grossesse, mais parmi les femmes ainsi soignées j'ai eu deux échecs survenus tous deux dans les circonstances suivantes : les enfants qui paraissaient abolument sains et ne présentaient aucune altération sérologique furent pris l'un après quelques jours, l'autre vers l'âge de six semaines, de convulsions qui s'aggravèrent rapidement. Le premier mourut en quelques heures. Le médecin qui traitait le second de ces enfants me fit appeler quand il jugea la situation grave, mais la reprise d'un traitement spécifique n'empêcha pas le petit malade de succomber.

J'estime donc que, tant qu'une femme syphilitique n'a pas

fait la preuve qu'elle est susceptible de mettre au monde des enfants sains, quand elle accouche pour la première fois d'un enfant vivant après une série de fausses couches, cet enfant doit être traité par les métodes les plus énergiques comme un hérédo-syphilitique en puissance. Qui nous dit en effet qu'il ne surviendra pas comme je l'ai rapporté des accidents graves, ou que l'enfant ne montrera pas ultérieurement des lésions de syphilis héréditaire tardive qu'un traitement aurait évitées.

Quand il est né déjà des enfants sains, je conseille cependant un traitement de prudence par les frictions mercurielles exécutées soit avec la pommade mercurielle, soit avec une pommade au calomel et pense que c'est une précaution qu'il est utile de ne pas négliger.

M. HENRY LEMAIRE. — *L'enfant né de parents syphilitiques avérés, mais qui est en apparence sain et qui a une réaction de BW négative, doit-il être traité ?*

Sur ce point, les pédiatres diffèrent d'avis : les uns soumettent l'enfant à un traitement modéré aux frictions mercurielles par exemple, mais de façon systématique; les autres s'abstiennent mais soumettent l'enfant à une observation attentive, se réservant de le traiter au moindre soupçon.

On peut trouver facilement des observations d'enfants qui, nés en apparence sains, ont présenté tardivement des manifestations de syphilis héréditaire; mais il faudrait être sûr qu'examinés par un médecin averti, ces enfants n'auraient pas été soupçonnés de syphilis et traités comme tels. Et il faut savoir qu'en face de cas semblables, des médecins spécialisés et compétents pourraient émettre des avis et diagnostics différents parce que l'accord n'est pas encore réalisé non seulement sur la valeur séméiologique des signes de suspicion de l'hérédo-syphilis mais même sur la technique de leur recherche.

Combien de temps doit durer la cure de l'hérédo-syphilis ?

L'inconstance de la réaction de Bordet-Wattermann chez le nourrisson est un fait avéré, mais cette inconstance a été diversement appréciée ; mon élève Crocy dans sa thèse a trouvé que chez le nourrisson atteint de syphilis efflorescente, le pourcentage de résultats positifs de la réaction de BW variait de 63 % à 99 % suivant les auteurs. Dans les formes monosymptômatiques et larvées, la réaction de BW est encore beaucoup plus inconstante. Et M. Lefèvre vous a montré que les procédés de réactivation n'augmentaient que faiblement le pourcentage des réactions positives et que ce caractère positif était très éphémère.

On ne peut donc demander à la réaction de Bordet-Wassermann de servir de critère de guérison pas plus que l'on peut tenir compte de son caractère négatif pour repousser le diagnostic d'hérédo-syphilis.

A défaut de critérium biologique, les pédiatres s'appuient sur l'expérience clinique pour délimiter la durée du traitement, qui, d'ailleurs, varie, suivant les auteurs, de deux à cinq ans. C'est un procédé empirique, mais le seul que nous possédions.

M. le Pʳ Nicolas lit les conclusions des trois rapporteurs, puis celles du bureau.

Conclusions proposées par le Bureau de la Conférence :

La syphilis héréditaire doit être traitée aussitôt reconnue et pendant de longues années.

Le but à atteindre n'est pas seulement d'obtenir la disparition d'accidents syphilitiques, mais de viser à obtenir la stérilisation du malade.

En cas de manifestation active, un traitement intensif arsenical s'impose. Il doit être fait à doses progressives tout en tenant compte des contre-indications médicales absolues.

Quand toutes les manifestations cliniques et sérologiques ont disparu, ou lorsque la syphilis est restée constamment latente, un traitement de fond mercuriel ou bismuthique doit être institué.

En cas de fonctionnement défectueux des glandes endocrines, le traitement opothérapique doit être associé au traitement syphilitique.

Tout hérédo-syphilitique après cessation du traitement doit rester sous la surveillance médicale longtemps prolongée.

C'est un devoir impérieux pour la mère qui a du lait de nourrir son enfant, et en aucun cas cet enfant ne sera confié au sein d'une nourrice mercenaire.

M. Clément Simon. — Je demande la parole seulement au sujet de la rédaction des conclusions. Je crois que le terme de *stérilisation* n'est pas bien choisi. Il est ambigu et prête à confusion. Car si l'on comprend qu'on dise d'un instrument ou un tube de culture qu'ils soient stérilisés, il n'en va pas de même d'un homme ou d'une femme. Que voulons-nous dire par stérilisation, sinon guérison ? Ou bien avons-nous peur de ce dernier mot et cherchons-nous à en atténuer la portée en le remplaçant par un autre ? S'il en est ainsi, il faut avoir le courage de le dire. En tous cas, au nom de la correction grammaticale, je suis d'avis de ne pas maintenir, dans notre texte, le mot *stérilisation*.

M. Lemaire demande quel est le critère de la stérilisation.

M. Lesné pense que quatre ans de traitement intensif peuvent être considérés comme ayant amené la stérilisation.

Après des observations de M. le Pr Jeanselme, MM. Marcel Pinard, Balzer, Clément-Simon et Montlaur, le terme de stérilisation mis aux voix est rejeté et remplacé par celui de *guérison*.

Après observations de MM. Drouet, Pr Jeanselme, Lacapère Gastinel sur la nécessité d'un traitement de fond, le segment de phrase « un traitement de fond... doit être institué » est approuvé à l'unanimité.

M. le Pr Nicolas soumet ensuite au vote les conclusions suivantes modifiées au cours de la discussion et qui sont adoptées à l'unanimité.

La syphilis héréditaire doit être traitée aussitôt reconnue et pendant de longues années.

Le but à atteindre n'est pas seulement d'obtenir la disparition d'accidents syphilitiques, mais de viser à obtenir la guérison du malade.

En cas de manifestations actives, un traitement intensif arsenical s'impose. Il doit être fait à doses progressives tout en tenant compte des contre-indications médicales absolues.

Quand toutes les manifestations cliniques et sérologiques ont disparu ou lorsque la syphilis est restée constamment latente, un traitement de fond mercuriel ou bismuthique doit être institué.

En cas de fonctionnement défectueux des glandes endocrines, le traitement opothérapique doit être associé au traitement spécifique.

Tout hérédo-syphilitique, après cessation du traitement, doit rester sous la surveillance médicale longtemps prolongée.

C'est un devoir impérieux pour la mère qui a du lait de nourrir son enfant et en aucun cas cet enfant ne sera confié au sein d'une nourrice mercenaire.

SÉANCE DU MARDI 6 OCTOBRE APRÈS-MIDI

Présidence de M. le Pr Dubois, de Genève.

SOMMAIRE. — *Communications :* 1° Pr Almkvist (Stockholm) : *Le Traitement continu de la syphilis héréditaire d'après une expérience de huit ans;* 2° Dr Charles Laurent (Saint-Etienne) : *Traitement de la syphilis des nouveau-nés par l'Acétylarsan;* 3° Drs Jaime Peyri et Joseph Peyri (Barcelone) : *La conception actuelle de la thérapeutique de l'hérédosyphilis précoce;* 4° Dr J.-A. Verbunt (Groningue) : *Résultats du traitement de la syphilis héréditaire dans le service de M. Van der Valk (Amsterdam;* 5° MM. Le Lorier et Galliot : *Traitement de l'hérédo-syphilis à la Maternité de l'Hôpital Boucicaut;* 6° Dr Jersild (Copenhague) · *Traitement des nouveau-nés hérédo-syphilitiques par le novarsénobenzol;* 7° Pr Nobécourt et Dr Nadal : *Le traitement bismuthique à la consultation d'hérédo-syphilis de la Clinique médicale des Enfants.*

Discussion : Pr Jeanselme, Pr Nicolas, Pr Petges.

LE TRAITEMENT CONTINU
DE LA SYPHILIS HEREDITAIRE

D'APRES UNE EXPERIENCE DE HUIT ANS

Par le Pr Johan ALMKVIST (de Stockholm)

En place du traitement mercuriel des derniers siècles, — traitement court, violent et conduisant aux intoxications, — *Ph. Ricord* introduisit une nouvelle thérapeutique, se fondant elle-même sur de nouveaux principes, dans le traitement de la syphilis. Il administrait le mercure à des doses variables suivant les tolérances individuelles; mais ce n'était plus sous la forme d'un traitement de courte durée, c'était sous la forme d'un traitement continu pendant une période de six mois, période à laquelle faisaient suite trois mois de traitement également continu par l'iodure de potassium. (Avec cette thérapeutique individualisante, il avait pour but de prévenir l'intoxication mercurielle.)

Elève de *Ricord*, *Fournier* rejeta pourtant cette méthode de traitement, en premier lieu, parce qu'une « accoutumance au mercure » devenait ainsi possible et, par suite, que « de nouvelles doses n'exerceraient plus qu'une influence relativement atténuée », en second lieu et « surtout parce que prolonger encore la médication faisait courir le risque d'offenser les fonctions digestives », que Fournier déclarait avoir « tout intérêt à respecter ». Il édifia donc, en la place, sa « méthode de traitements successifs ou traitement chronique intermittent », s'étendant sur une période de trois ans avec des phases déterminées de repos entre les différentes cures de mercure, qui étaient elles-mêmes de longueur un peu variable. Un traitement intermittent à l'iodure de potassium, poursuivi de la même manière pendant trois ans, faisait suite à la cure précédente.

Toutefois, ce traitement intermittent — il me semble — impliquait un danger: la possibilité d'une réviviscence de l'infection syphilitique pendant les phases de repos séparant les cures.

J'incline même à penser que c'est justement en raison de ce danger que Fournier jugea nécessaire un traitement d'aussi longue durée que trois ans.

A l'heure actuelle, cependant, nos perspectives thérapeutiques se présentent sous un tout autre jour grâce à ce fait que nous possédons maintenant plusieurs puissants agents curatifs de la syphilis et non plus seulement le mercure. En faisant alterner sans arrêt des périodes de traitement par ces différents moyens thérapeutiques pendant un temps prolongé, on se trouve en mesure, durant tout ce temps, d'entretenir une action antisyphilitique empêchant une nouvelle efflorescence des agents pathogènes de la syphilis, et du même coup on n'engendre aucune accoutumance à l'égard de tel ou tel médicament, avec les fâcheuses conséquences qui en peuvent dériver et que Fournier redoutait.

Depuis 1917, j'ai appliqué ce principe thérapeutique dans un nombre considérable de cas, aussi bien à ma clinique que dans ma clientèle privée. Le traitement débute généralement avec le salvarsan pendant un mois ou un mois et demi; j'exécute de 6 à 10 injections, mais quelquefois davantage. Aussitôt après la fin de cette cure de salvarsan, le traitement se poursuit par une cure mercurielle, d'un genre ou d'un autre, mais qui consiste généralement en injections de sels mercuriels solubles pendant un mois. Je reviens ensuite à une cure de salvarsan analogue à la précédente, puis à une cure mercurielle du même genre que l'antérieure et ainsi de suite pendant plus ou moins longtemps. en me réglant tout le temps sur la persistance de la réaction de *Bordet-Wassermann* et les caractères généraux du cas traité. Depuis l'introduction du bismuth dans la thérapeutique antisyphilitique, j'ai parfois remplacé le mercure par le bismuth, mais quelquefois aussi j'ai employé alternativement les trois médications précitées. en sorte que les cures se succédaient dans l'ordre suivant : salvarsan. mercure, bismuth, salvarsan, mercure, bismuth et ainsi de suite sans aucun arrêt entre elles. De la sorte, me semble-t-il, on agit à l'unisson des principes de *Ricord*, tout en évitant les inconvénients que redoutait *Fournier*. Le traitement continu dont je viens de parler me paraît donc le développement et le parachèvement du système thérapeutique de *Ricord*; et, à son exemple, je l'ai toujours appliqué en tenant compte autant que possible des circonstances individuelles. Les infections récentes, dans lesquelles la réaction de *Bordet-Wasser-*

mann disparaissait en peu de temps, furent ainsi traitées pendant six mois ; celles qui conservaient cette réaction pendant plus longtemps ou qui, pour quelque autre raison, se montraient plus graves, furent traitées pendant neuf mois; celles enfin qui s'accompagnaient d'une persistance prolongée de la réaction, pendant un an et même quatorze mois. En règle générale, les patients supportaient admirablement bien cette série de médications; ils se sentaient bien portants et augmentaient plus ou moins de poids. Ce traitement continu me paraît même agir sur la maladie plus énergiquement que le traitement chronique intermittent, bien que, je l'avoue, mon expérience soit peut-être encore insuffisante pour me prononcer d'une manière absolue.

Depuis l'automne 1917, ces principes sont également appliqués par le Dr Ahman, de Gothembourg, qui en a fait l'étude avec moi. Son expérience relativement à ce mode de traitement concorde en tous les points essentiels avec ce que je viens de dire de la mienne; (il n'y a entre nous d'autres divergence que d'insignifiants détails de pratique). Nos résultats furent présentés en 1919 au Congrès de la Société Dermatologique du Nord et publiés en 1920 dans les *Acta dermato-venereologica* et dans la *Dermatologische Wochenschrift*. Depuis lors, aussi bien le Dr Ahman que moi-même et grâce à l'emploi continue de la méthode en cause durant, maintenant, huit années entières, nous n'avons fait qu'augmenter notre somme d'expérience en ce qui la concerne.

Nous avons encore appliqué notre méthode de traitement continu aux enfants syphilitiques de différents âges. A cet égard, c'est le Dr Ahman qui, de nous deux, possède la plus large expérience, car il est à la tête d'un service hospitalier consacré aux enfants hérédo-syphilitiques de Gothembourg un Asile dit de Welander. Les tableaux que je vais vous montrer permettent de se faire une idée de l'emploi, par le Dr Ahman et moi-même, de la méthode du traitement continu chez les enfants hérédo-syphilitiques, ainsi que des résultats obtenus. Dans cette série, 85 cas reviennent au Dr Ahman et 23 à moi-même.

Par ces tableaux, on voit que le Dr Ahman en est arrivé à utiliser des périodes de traitement beaucoup plus longues que celles en usage à ma clinique. C'est ainsi qu'il n'a pas moins de 16 cas (14 hospitaliers et 2 privés) qui ont été traités pendant plus de deux ans, durée qui ne se rencontre jamais dans ma propre série. De ces 16 cas, 10 ont été traités pendant deux à trois ans, 2 pendant trois à quatre ans et 4 pendant plus de quatre ans; le traitement le plus long fut de quatre ans et neuf mois. Parmi les enfants traités pendant moins de deux ans, Ahman en compte 44 traités pendant une période de deux à douze mois et 25 traités de un à deux ans, alors que 21 de mes petits patients furent traités de trois à douze mois et 2 de un à deux ans. Toutefois, à ma clinique, les injections se pratiquent un peu plus fréquemment que dans la plupart des traitements prolongés du Dr Ahman.

Pour le mercure, la dose était généralement de un à deux milligrammes de salicylate de mercure par kilogramme de poids du corps ; les injections se répétaient tous les trois ou quatre jours et l'on en faisait habituellement 10 au total, quelquefois davantage; pour les préparations bismuthiques, la dose était de 2,5 à 5 milligrammes par kilogramme du poids du corps et s'administrait de la même manière que le mercure ; cependant, le nombre des injections s'éleva parfois jusqu'à 15. Suivant leur composition, les préparations de salvarsan furent administrées à des doses un peu différentes et variant de 1 à 3 cgr par kilogramme de poids du corps ; les injections s'exécutaient tous les cinq ou sept jours. Les séries d'injection du Dr Ahman furent notablement plus courtes que les miennes. Pour les siennes, le nombre des injections de salvarsan variaient, par série, entre 1 et 8 ; pour les miennes, entre 5 et 18 (10 en principe).

En outre, le traitement continu a dû être interrompu de temps à autre par des pauses qui, dans le service d'Ahman, ont été plus nombreuses qu'à ma clinique. Au total cependant, elles sont courtes, ce pourquoi il n'en est pas tenu compte dans les tableaux. La cause de ces arrêts était le plus souvent l'intercurrence de différentes affections, telles que la diphtérie, la scarlatine etc... ou bien encore, mais une seule fois, dans un cas d'Ahman, une infection grave, à savoir une encéphalite hémorragique qui aboutit néanmoins à la guérison. Les autres symptômes d'intoxication n'entraînèrent qu'une interruption fort courte, voire même nulle, du traitement. Ils étaient certainement dus au mercure, mais, ce médicament une fois mis de côté, on a pu passer immédiatement au salvarsan. Les phénomènes d'intoxication consistèrent en des stomatites ulcéreuses insignifiantes chez les enfants un peu âgés (les nourrissons, comme on le sait, n'en présentent pas), ainsi qu'en un certain nombre de cylindruries et quelques cas d'albuminurie légère, mais sans néphrite à proprement parler. (En dehors de l'encéphalite précitée, le salvarsan ne fut cause d'aucun ennui.) En règle générale, le salvarsan fut mieux toléré que par les adultes. Le bismuth ne fut cause d'aucune intoxication. Les pesées indiquaient une augmentation satisfaisante de poids, souvent même très bonne chez certains enfants qui, à l'origine, étaient dans des conditions inférieures de nutrition.

Comme pour l'ensemble de la série il ne s'est produit qu'un seul décès et à la suite d'un accident, il semblerait que la méthode de traitement en cause prévint tout décès dans la syphilis héréditaire. Ce n'est pourtant pas le cas. Les décès surviennent toujours au début du traitement, pendant les premiers jours ou les premières semaines, mais alors, en vérité, on ne peut dire que le décédé ait été soumis à un traitement continu.

Quant aux résultats thérapeutiques du traitement continu, ils sont parfois très difficiles à étudier sur une maladie du genre de la syphilis héréditaire; à côté des formes légères, il s'en trouve en effet de très rebelles. Or il n'est pas rare que pendant le traitement continu la réaction de *Bordet-Wassermann* persiste. Mais, si le fait en soi n'est pas niable, le titrage de cette réaction exécuté d'après le procédé de *Boas* montre tout de même que la réaction diminue peu à peu d'intensité. De plus, on voit l'état général de l'enfant s'améliorer constamment et d'une manière progressive.

Je pense donc que, selon toute apparence, nous avons dans un traitement longtemps prolongé, continu et intensif, tel qu'il vient d'être décrit, un moyen plus puissant qu'aucun autre pour agir sur ces cas rebelles de syphilis héréditaire; c'est pour cette raison que je me permets de le recommander à l'égard de la syphilis héréditaire en général.

LE TRAITEMENT DE LA SYPHILIS
DES NOUVEAU-NÉS

par l'oxyacétylaminophénylarsinate de diéthylamine

(Acétylarsan)

par le Dr Charles LAURENT (de St-Etienne).

Nous avons jadis insisté sur les brillants résultats que nous avions obtenus dans la syphilis des nouveau-nés, par les injections intraveineuses d'arsénobenzol et de ses dérivés. Il est malheureusement assez rare que l'on puisse pratiquer simplement ces injections dans les veines du pli du coude. Il faut de toute nécessité faire ces injections dans les jugulaires ou dans les veines épicraniennes. Bien que ce mode opératoire soit sans danger, nous avons eu grand'peine à le faire accepter comme traitement de fond par des parents pour qui il est apparu comme impressionnant et dramatique, soit à cause de la position à donner à l'enfant, soit à cause des petits hématomes succédant à la piqûre de la veine.

Les injections mercurielles nous ont paru beaucoup moins actives, les injections bismuthiques employées une fois par semaine ne nous ont pas paru suffisantes et nous avons dû chercher un médicament simple à manier, indolore, sans danger, d'emploi hebdomadaire et capable de donner des résultats presqu'aussi parfaits que les arsénobenzènes. Nous croyons avoir réalisé cet ensemble avec l'acétylarsan.

Mode d'emploi et doses. — Nous employons toujours l'acétylarsan en injections sous-cutanées. La région la plus commode est la face externe de la cuisse chez le nouveau-né. L'injection se fait aussi simplement que l'injection de cacodylate de soude.

Nous employons une solution à 10 o/o. Un centimètre cube

de solution répond à dix centigrammes d'acétylarsan, soit à deux centigrammes d'arsenic.

Nous proportionnons la dose au poids de l'enfant. Nous commençons à un centigramme par kilogramme d'enfant pour atteindre un centigramme et demi et enfin deux centigrammes comme dose maxima. Un enfant de trois kilogrammes recevra donc un tiers de centimètre cube pour la première injection et deux tiers de centimètre cube pour la dernière dose. Nous faisons en général quatre fois cette dose maxima. La série de cure comporte 8 à 10 injections. Elle dure donc un mois et demi environ.

Les séries sont répétées à intervalles plus ou moins longs. La deuxième succède à la première après cinq ou six semaines. On ne saurait ensuite schématiser, et l'on se guide comme en toute autre thérapeutique sur l'examen clinique du petit malade et sur la courbe sérologique. Nous sommes, hélas! bien souvent obligés, dans le milieu ouvrier où nous opérons, de nous guider sur la bonne ou mauvaise volonté des parents.

Incidents et accidents. — Nous n'avons jamais observé d'incident local. Chez des nourrissons, nous n'avons jamais vu suppurer ni même s'enflammer la région injectée.

L'incident le plus habituel, nous dirions l'incident presque régulier est le vomissement qui survient dans la journée, environ six heures après l'injection. Quelques parents ont dramatisé cet incident, mais nous ne l'avons jamais vu donner lieu à un accident grave. Nous n'avons vu aucun cas de mort, et cela après plusieurs milliers d'injections, qui puisse être attribué à l'emploi de l'acétylarsan.

Les phénomènes intestinaux sont d'une grande rareté et la courbe de poids régulièrement ascendante témoigne non seulement de l'innocuité mais aussi de la valeur du médicament.

Résultats. — Nous pourrions, en de longues phrases, parler des résultats obtenus. Nous préférons donner quelques observations cliniques recueillies à notre dispensaire en collaboration avec le Dr Dujol, accoucheur des hôpitaux de St-Etienne. Elles montreront les accidents syphilitiques plus ou moins marqués dont souffraient les enfants et surtout la manière dont s'est fait leur développement sous l'influence de leur traitement qui a été exclusivement le traitement par les injections sous-cutanées d'acétylarsan pratiquées chaque semaine.

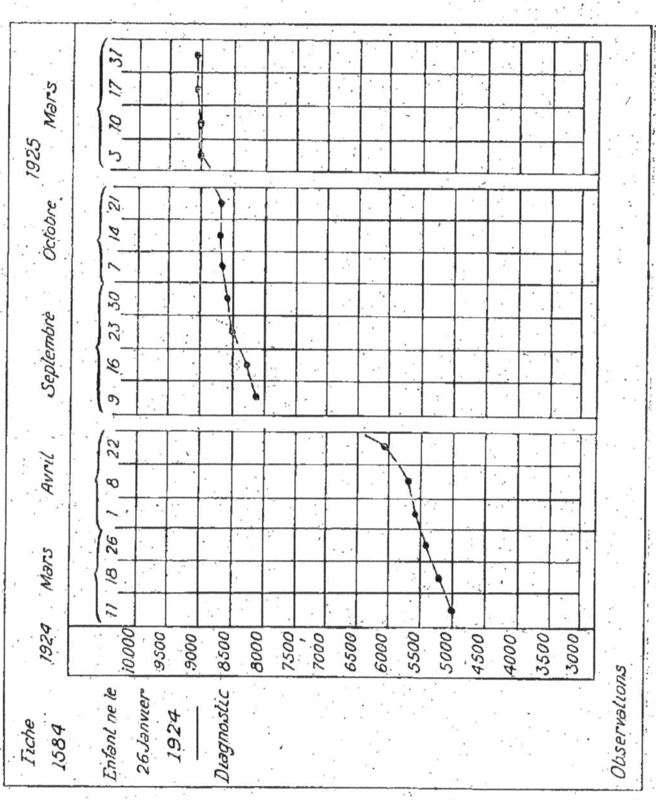

Obs. 1. Fiche 1584. — Père atteint de syphilis. La mère a présenté une roséole au cinquième mois de la grossesse. Elle a reçu pendant les derniers mois deux séries de Rhodarsan intraveineux. L'enfant est né à terme sans signe évident de syphilis.

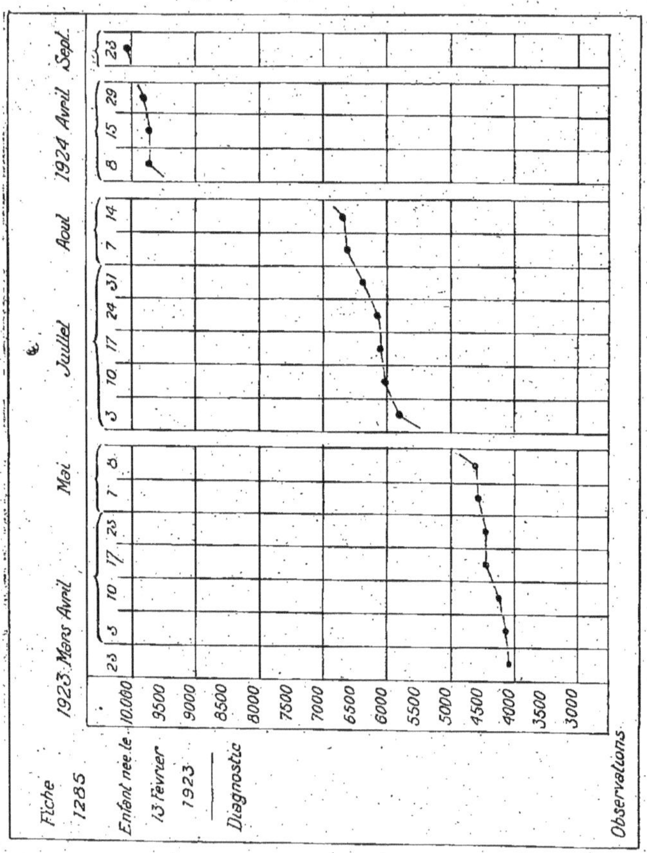

Obs. 2. Fiche 1285. — La mère a accouché à la Maternité de Saint-Etienne d'un enfant porteur de pemphigus plantaire, mort en cours de traitement. Elle a suivi un traitement pendant la grossesse.

L'enfant présente à la naissance une hypertrophie de la rate.

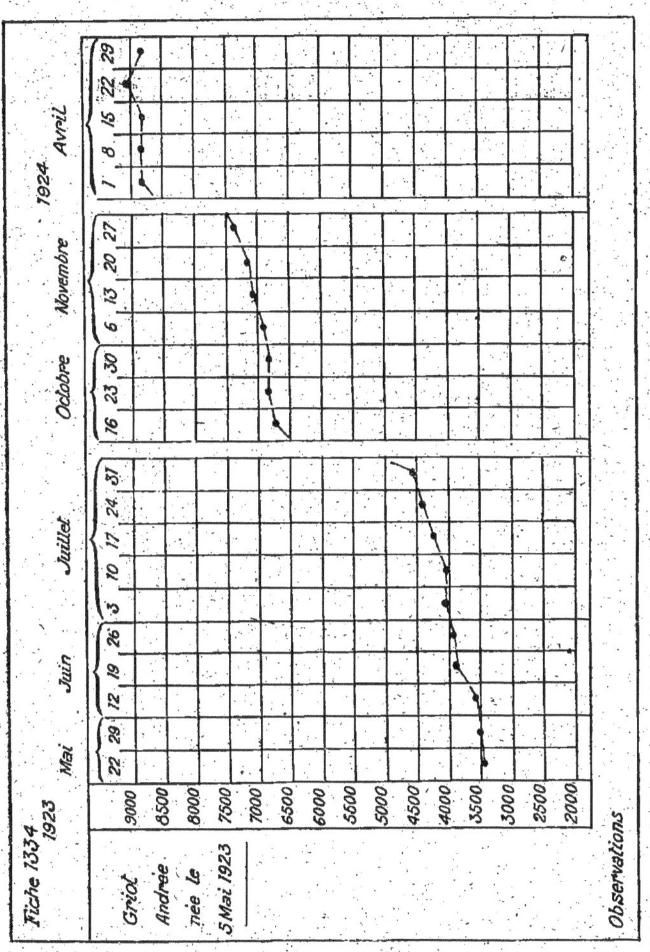

Obs. 3. Fiche 1334. — Le père a eu la syphilis en 1918 et la mère a eu une fausse couche et un fœtus macéré. Elle a été traitée à la fin de la grossesse.

L'enfant présente lors de sa naissance une hypertrophie de la rate.

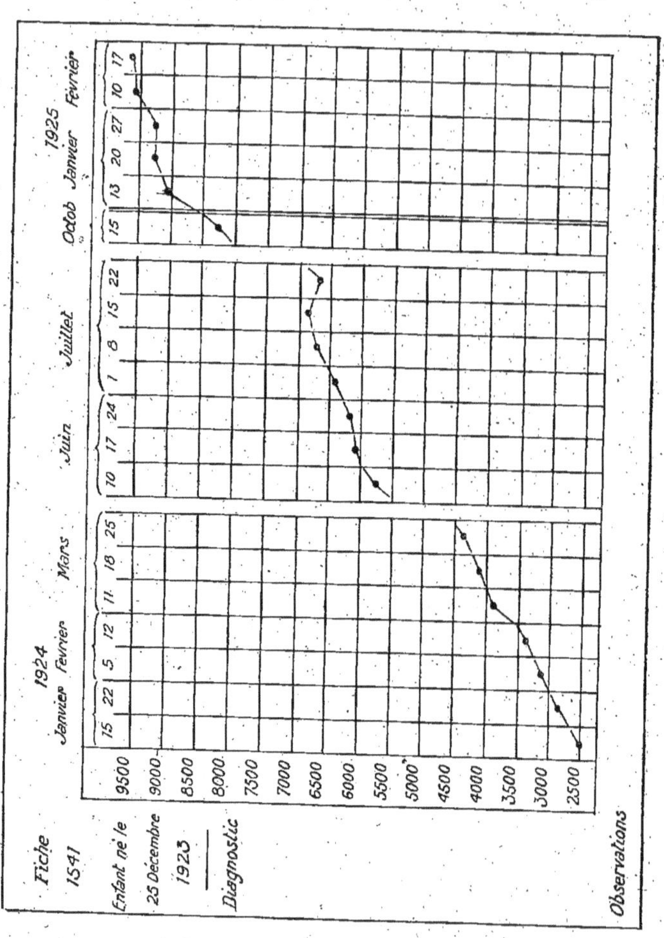

Obs. 4. Fiche 1541. — Le père a une séro-réaction de Wasser-mann positive, la mère a une séro-réaction également positive et a eu, en outre, trois fausses couches.

L'enfant, dont la mère a suivi un traitement pendant sa gros-sesse, est né sans stigmate précis d'hérédo-syphilis.

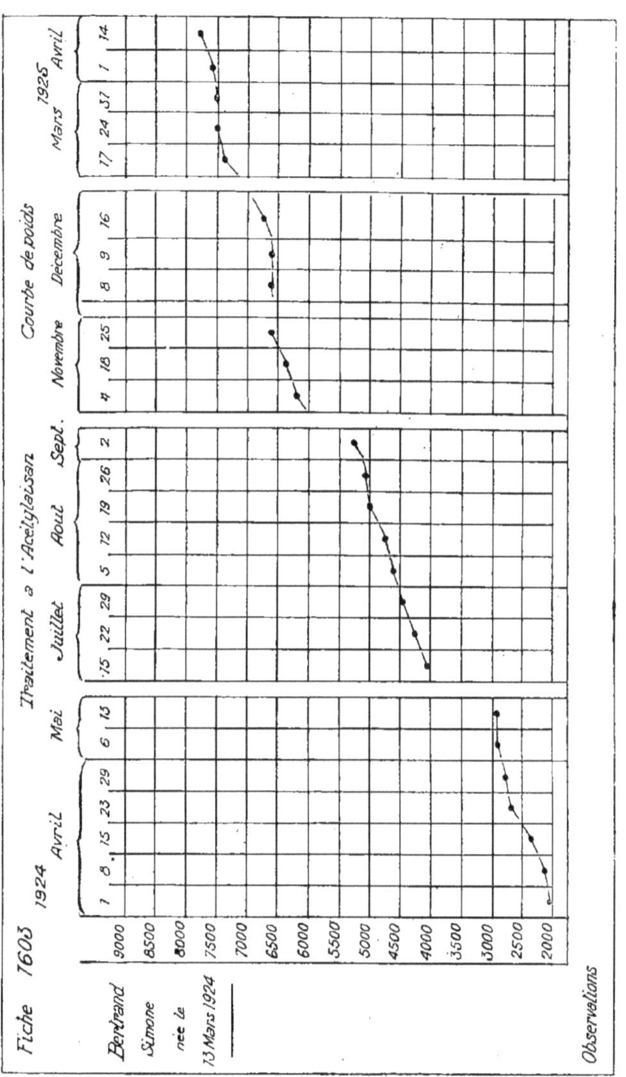

Obs. 5. Fiche 1603. — Hérédité syphilitique bilatérale. La mère a présenté une roséole au cinquième mois de la grossesse et n'a reçu qu'une série d'injections intraveineuses de Rhodarsan. L'enfant n'a pas de stigmate précis mais ne pèse que 2 kilogrammes à 21 jours.

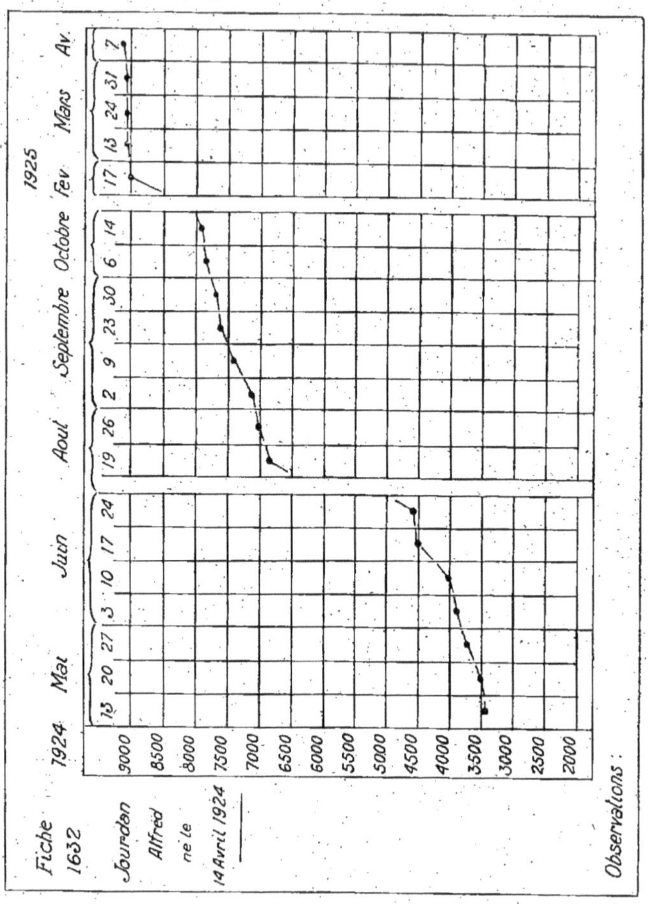

Obs. 6. Fiche 1632. — La mère présente une lésion tertiaire
ulcéro-crouteuse de la région naso-génienne. Elle a reçu deux
séries de Rhodarsan avant et deux pendant la grossesse. Wassermann positif.

L'enfant naît porteur d'une hypertrophie de la rate sans autre
stigmate, mais ne pèse que 3.500 à un mois.

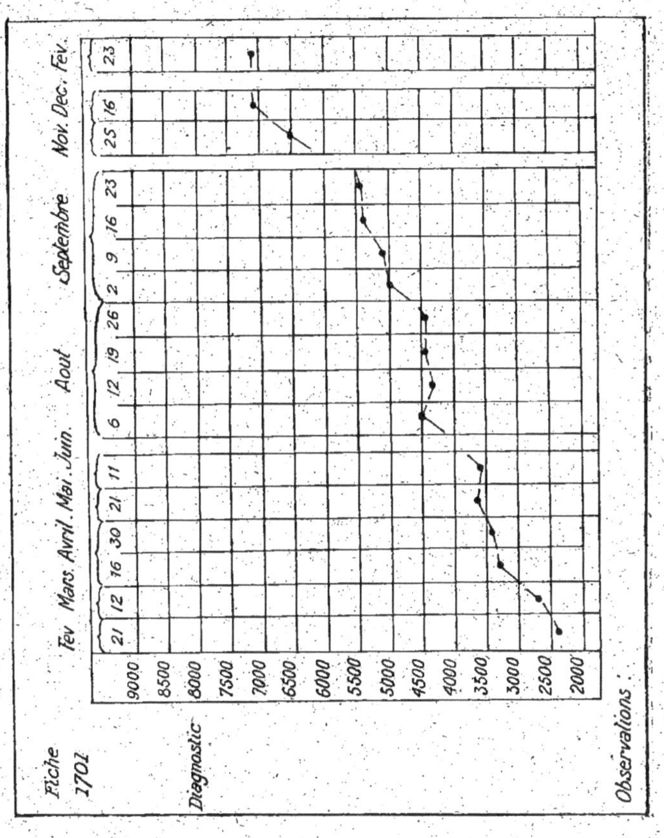

Obs. 7. Fiche 1701. — Enfant, précédé d'une fausse couche gemellaire, d'aspect chétif et ne prenant pas de poids.

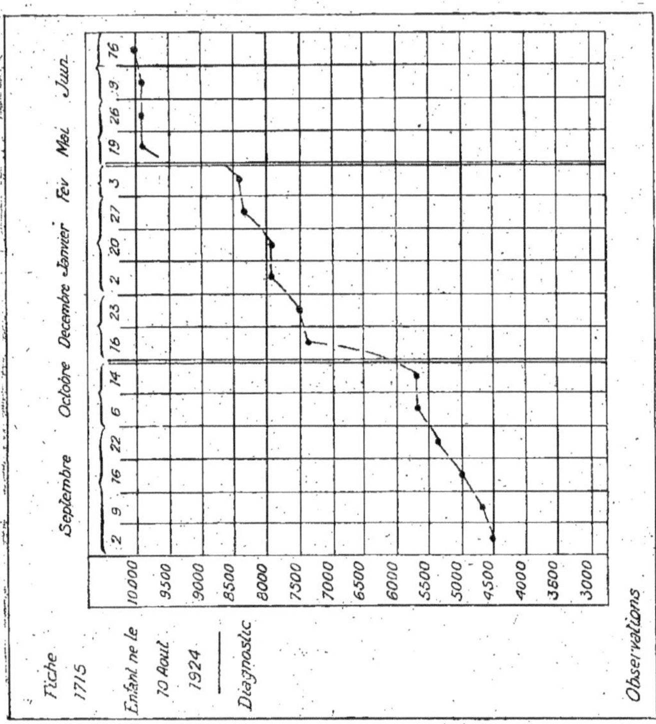

Obs. 8. Fiche 1715. — La mère a eu une fausse couche de
4 mois puis successivment une grossesse gémellaire univitelline
avec accouchement à 7 mois, un accouchement prématuré de
7 mois. Elle n'a pas un enfant vivant. Traitée avant et pendant
la grossesse, l'enfant ne présente pas de stigmate d'hérédo-
syphilis net.

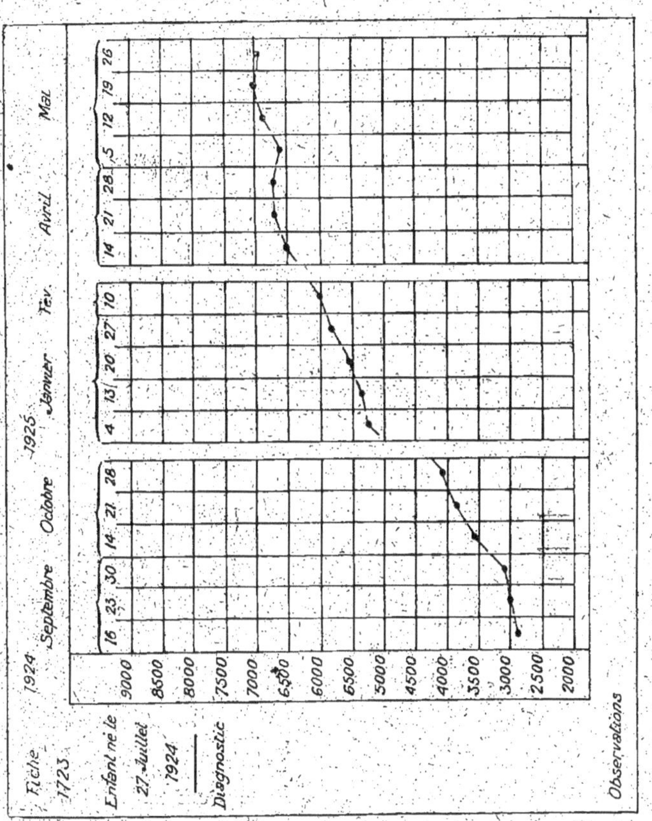

Obs. 9. Fiche 1723. — Enfant précédé d'un accouchement prématuré avec mort de l'enfant et enfin une fausse couche de trois mois. Mère traitée avant et pendant la grossesse.

Enfant d'apparence normale mais ne pesant que trois kilogs à 2 mois.

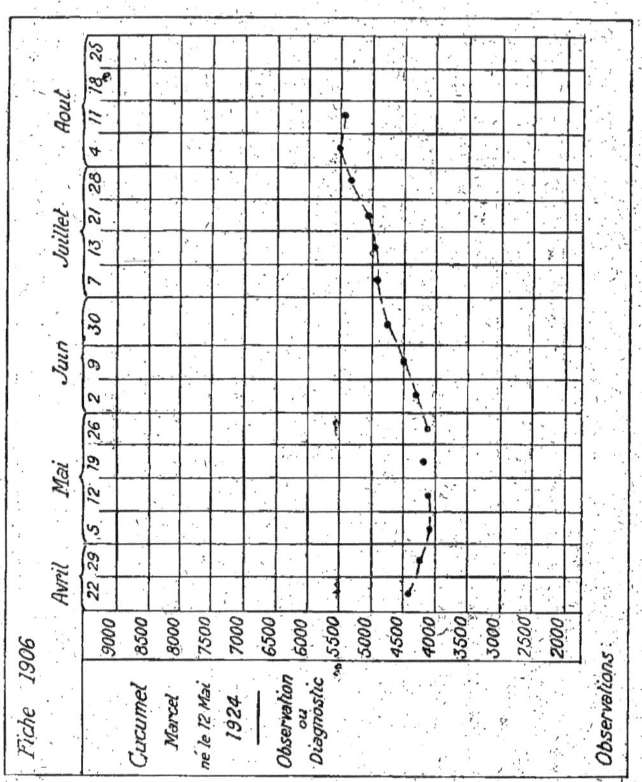

Obs. 10. Fiche 1906. — La mère a eu deux enfants, puis deux fausses couches.

L'enfant à un an est en état d'athrepsie avec grosses épiphyses fémorales, décollement épiphysaire des deux tibias et de l'humérus gauche nettement visibles sur les radiographies. Décalcification du squelette. Début d'ulcération du voile du palais.

A un an, l'enfant ne pèse que quatre kilogs, on a l'impression d'une mort imminente.

Traitement régulier par l'acétylarsan.

En quatre mois, les épiphyses se sont recollées, l'enfant a pris plus d'un kilogramme, on a l'impression qu'il peut vivre.

Résultats éloignés. — Il est assez difficile dans un centre d'action essentiellement ouvrier de suivre longtemps les enfants traités. Malgré cette difficulté, nous pouvons dire qu'un assez grand nombre d'enfants se développent parfaitement bien et dépassent leur seconde année sans aucun trouble relevant de leur syphilis antérieure. Nous avons recherché quarante enfants nés depuis deux ans et soignés plus ou moins longuement à notre dispensaire. Sur ce nombre, dix ont quitté la ville et n'ont pu être joints par notre convocation. Huit n'ont pas répondu à notre appel. Vingt-deux ont été revus et soigneusement examinés. Vingt d'entre eux sont parfaitement bien portants et sont plutôt supérieurs à la normale des enfants de leur âge. Deux d'entre eux sont nettement malades : l'un qui n'a reçu que cinq injections d'acétylarsan marche à peine, l'autre, quoique soigné très régulièrement (novarsénobenzol, bismuth, acétylarsan), présente des crises d'épilepsie quotidiennes.

Malgré ces quelques échecs ou des résultats incomplets, il nous semble que des enfants dont la mère a été traitée pendant la grossesse et qui ont eux-mêmes été soignés méthodiquement se développent normalement, malgré leur hérédité syphilitique et dépassent pour la plupart la deuxième année sans donner aux maladies de l'enfance un tribut particulièrement élevé.

LA CONCEPTION ACTUELLE
DE LA THÉRAPEUTIQUE
DE L'HÉRÉDO-SYPHILIS PRÉCOCE

par les docteurs Jaime PEYRI et Jos' M. PEYRI

(de Barcelone)

Avant l'introduction du bismuth et des arsenicaux employés par voie buccale, la thérapeutique de l'hérédo-syphilis précoce était dominée par ces deux faits : 1° l'extrême sensibilité des malades aux médicaments ; 2° les difficultés techniques.

1° Le Salvarsan était dangereux parce que son administration était suivie parfois d'accidents mortels : la dose proportionnée au poids, donnait, dans certains cas, une rapide disparition des symptômes mais était suivie de phénomènes toxiques parfois mortels, phénomènes rentrant dans le cadre des phénomènes colloïdoclasiques. On attribuait ces accidents à la libération des endotoxines principalement au niveau du foie, où les tréponèmes sont particulièrement abondants. D'autre part, le mercure par ingestion était souvent mal toléré : de deux choses l'une ou bien il fallait forcer les doses et dans ces cas des troubles gastro-intestinaux apparaissaient, accidents qu'il fallait éviter à tout prix; ou bien, si la dose était faible, elle se montrait inefficace.

L'action toxique est due non seulement à l'action irritante intestinale du médicament, mais encore à une intoxication générale due au manque d'action antitoxique du foie.

2° Les difficultés techniques, surtout pour la médication arsenicale, étaient insurmontables : les injections intramusculaires, à la fois toxiques et douloureuses avec grosse réaction locale et les injections intraveineuses à cause de leur impossibilité technique (nous ne parlons pas des injections faites dans les sinus ou dans les jugulaires).

L'avènement de la thérapeutique arsenicale par ingestion et

le traitement bismuthique ont modifié la thérapeutique de l'hérédo-syphilis.

La tolérance intestinale de l'arsenic est parfaite et la tolérance du bismuth en injections intramusculaires ont permis de faire une thérapeutique sans dangers.

Cette tolérance et cette sécurité ont permis de démontrer par les effets obtenus, dans l'hérédo-syphilis précoce plus que dans aucune autre forme de la syphilis, que la médication spécifique donne immédiatement des résultats favorables, mais que son action ne se prolonge pas et devient rapidement insuffisante. Comme nous l'avons montré il y a quelques années (1), l'activité du médicament (arsenic ou bismuth) cesse rapidement par accoutumance et, dans l'hérédo-syphilis précoce, malgré l'énorme et totale imprégnation de l'organisme, à cause de l'instabilité sérologique, plus que dans la syphilis acquise, l'accoutumance de l'arsenic et du mercure est plus rapide. Ce qui fait que l'action brillante des premiers traitements s'épuise vite, les cures successives sont de moins en moins actives et deviennent inutiles à la fin. Ceci est prouvé depuis longtemps, car on sait que dans les lésions ulcéreuses ou destructives de la 'syphilis, lorsque ces lésions sont très vastes, un premier traitement, même prolongé, n'arrive pas à les guérir complètement ; la lésion n'évolue plus mais ne se cicatrise pas totalement. Il faut un repos prolongé ou un changement de médicament pour obtenir la cicatrisation. Les cas qui nous ont servi, entre autres, pour émettre cette opinion, sont les suivants :

Premier cas : A. M., juillet 1908, âgé de 2 mois, premier enfant d'un syphilitique dont la maladie remonte à deux ans et qui fut soigné de façon irrégulière.

L'enfant présente des syphilides papuleuses érythémateuses polymorphes généralisées, avec surtout localisations péri-anales, péri-buccales et rhinite.

Jusqu'au moment où les plaques muqueuses buccales ont rendu difficile la succion, l'enfant s'est très bien nourri et on ne remarque pas de symptômes généraux toxiques ni trace de cachexie; la couleur de la peau est rosée et le foie et la rate ne semblent pas augmentés de volume.

Les frictions mercurielles produisent rapidement une disparition complète de l'éruption ; il persiste quelques ulcérations non

---

(1) Leçons cliniques 1921. Real Académia de Medecine de Barcelona janvier 1925.

cicatrisées sur les fesses. Pensant à l'action irritante des matières fécales, nous appliquons une pâte protectrice, mais les ulcérations ne guérissent pas.

Après un repos convenable, nous appliquons une nouvelle cure hydrargyrique, puisqu'à cette époque nous n'avions pas d'autre médicament à notre disposition, cette fois-ci sous forme de poudre grise (mercurium cum creta). L'enfant ne se nourrit pas et commence à acquérir la couleur terreuse et les ulcères continuent à évoluer. Nous suspendons le traitement en pleine cachexie, nous employons les bains de sublimé, tout est inutile : le mercure avait épuisé son action dès la première cure; même en changeant la forme du médicament, l'action spirillicide était abolie.

Nous croyons que, dans ce cas la syphilis suivit son cours, sans que les dernières cures mercurielles ne l'influassent en rien.

Deuxième cas : J. C., 3 mois, août 1914. La présence de quelques plaques muqueuses péri-anales, fait qu'il nous est envoyé par un chirurgien que l'on avait consulté pour troubles de la motilité des membres inférieurs. Diagnostic : plaques muqueuses et paralysie de Parrot. Wassermann positif.

On pratique immédiatement des injections d'arsénobenzol préparé pour la voie intramusculaire, selon la méthode d'Isaack. Une injection intramusculaire de quatre ou cinq centigrammes est faite chaque semaine. Les plaques muqueuses se sèchent, l'état général s'améliore et de même que les paralysies. Après la troisième injection, les extrémités inférieures se meuvent facilement. On continue la cure. Mais l'état général qui s'était amélioré commence à empirer. On insiste jusqu'à la cinquième injection. Le teint devient terreux, le foie augmente de volume et des troubles diarrhéiques apparaissent. On suspend l'arsénobenzol pensant qu'il s'agissait de symptômes toxiques. La cachexie s'installe. On pratique alors des frictions hydrargyriques qui améliorent l'état hépatique ainsi que l'état général et on obtient une augmentation de poids de trois cents grammes en sept jours, après trois semaines de diminution. Cette amélioration ne dure que quinze jours, des symptômes de cachexie réapparaissent et une seconde fois une paralysie d'un membre inférieur se manifeste. Le malade meurt vingt jours après une autre cure arsenicale faite par injections intramusculaires.

Nous croyons donc que ce cas montre l'efficacité immédiate

de l'arsenic et du mercure, mais l'inutilité ou le danger des deux
médicaments après les premières semaines.

Par conséquent, nous pensons que la thérapeutique de la syphilis héréditaire précoce doit résider principalement dans des cures
courtes avec des espaces de long repos, en changeant les médicaments et en changeant également la forme de ces médicaments.

Nous sommes convaincus que l'insuccès de la thérapeutique
de l'hérédo-syphilis précoce réside principalement dans ce que le
médicament (mercure, arsenic, bismuth) qui agit ordinairement
bien dans les premiers moments et sur les accidents épuise beaucoup plus rapidement son action que dans la syphilis acquise.

En d'autres termes que l'organisme de l'enfant avec son vif
métabolisme épuise l'action médicamenteuse. La médication devient rapidement toxique et, lorsqu'elle cesse d'agir, elle est
même nuisible. La connaissance de cette nocivité doit être le
point élémentaire pour traiter les hérédo-syphilitiques.

Conclusions :

1.° Les médicaments antisyphilitiques (Hg, As, Bi) dans la syphilis héréditaire, surtout dans la précoce, s'épuisent rapidement
et cessent d'agir comme médicaments spécifiques.

2° L'augmentation des doses et l'insistance dans la médication sont périlleuses.

3° Les séries courtes et les changements des médicaments et
de la forme de ces médicaments seront la base de la médication.
Actuellement, les préparations antisyphilitiques qui se montrent
les plus efficaces, peut-être parce qu'elles s'épuisent moins rapidement et restent plus longtemps actives, sont le bismuth et les
nouveaux arsenicaux pris par voie buccale.

RESULTATS DU TRAITEMENT
DE LA SYPHILIS HEREDITAIRE

par M. Verbunt (de Groningue)
au nom de M. J. W. van der Valk,
professeur de Dermatologie à Groningue
ci-devant chef-dermatologiste au Wilhelmina-Gasthuis
à Amsterdam.

Afin de satisfaire à un désir spécial de mon cher maître M. van der Valk, j'ai l'honneur de vous demander la permission de présenter à la conférence de la syphilis héréditaire une petite communication à propos de 41 enfants, souffrant de la syphilis héréditaire, traités à Amsterdam pendant les années 1922, 1923 et 1924.

Pour traiter la syphilis congénitale, M. van der Valk s'est servi de la méthode suivante, méthode modifiée par M. Almkvist, professeur de Dermatologie à Stockholm. A Groningue, il a poursuivi cette méthode. Si l'enfant, atteint de la syphilis, est encore allaité, traiter seulement la mère.

Au cas où l'enfant montre le moindre symptôme de la maladie soit cliniquement, soit dans le sérum sanguin, prescrire du calomel. par exemple trois fois par jour 2 1/2 mG., plus tard 3 d. d. 5 mG.; monter jusqu'à 3 fois par jour 10 mG., quand l'enfant a atteint un âge plus élevé. Quand l'état général défavorable ne se modifie pas, ou si par exemple l'enfant continue à perdre du poids, ajouter à cette médication du néosalvarsan en injections intra-musculaires. Commencer avec 10 mG. par semaine, puis si les enfants supportent bien les injections, monter graduellement de 22 1/2 jusqu'à 90 mG. par semaine.

Dans les cas où les petits malades ne sont pas allaités, commencer le traitement avec du calomel et du néo-salvarsan aussitôt que possible.

M. van der Valk tâche d'obtenir que tous les enfants soient traités pendant trois années, sans aucune interruption. Contrôler l'urine chaque semaine ; supprimer le calomel quand l'urine contient de l'albumine; recommencer la médication quand, après quelque temps, l'enfant peut supporter le calomel sans albuminurie.

Angine, pyodermie et diarrhée persistante forment pour M. van der Valk une contre-indication contre le néo-salvarsan. Au cas où ces maladies se présenteraient, il interrompt la médication et il recommence quand les maladies se montrent guéries.

Chaque semaine, contrôle du poids et de l'urine; tous les trois mois, contrôle du sérum sanguin et, s'il est nécessaire, contrôle du liquide rachidien.

Ces réactions, Bordet-Wassermann (modification de Sormani) et de Sachs et Georgi dans le sérum sanguin, ces mêmes réactions combinées avec détermination de l'albumine selon Nonne et pourcentage des leucocytes dans le liquide rachidien ont été toujours exécutées par M. le docteur A.-J. Vitringa, l'éminent sérologiste du Burgerzieklnhuis à Amsterdam.

Suivant ce plan: traitement permanent pendant trois années de l'enfant avec du calomel et du néo-salvarsan; 41 enfants présentant des symptômes de la syphilis héréditaire, ou avec très grande probabilité atteints de cette maladie, ont été traités et ont bien supporté les médicaments.

M. le docteur J. P. ter Maten, l'année passée mon collaborateur bien estimé, aujourd'hui chef d'une policlinique de la syphilis héréditaire à Amsterdam, a eu la grande amabilité de me remettre une copie de tous les documents policliniques concernant les enfants traités.

En outre, il a construit un status praesens de tous ces enfants au 1ᵉʳ juillet 1925. En comparant les données de ces documents avec celles des documents cliniques (se trouvant en ma possession) et avec le status praesens du 1ᵉʳ juillet, je puis conclure :

1. — Tous les enfants traités vivent et ont l'apparence d'enfants sains.

2. — Les symptômes cliniques, autant qu'ils furent présents au commencement du traitement, ont disparu.

3. — Le poids de tous les enfants a augmenté régulièrement.

4. — Les réactions du liquide rachidien chez quelques enfants atteints d'une méningite syphilitique sont devenues négatives.

5. — A une seule exception près, les réactions du sérum sanguin sont restées positives.

6. — L'avenir doit nous apprendre si ces enfants sont vraiment guéris.

TRAITEMENT DE L'HEREDO-SYPHILIS
A LA MATERNITE DE L'HOPITAL BOUCICAUT

Par MM. Le Lorier et Galliot.

La consultation de vénéréologie, annexée à la Maternité de l'hôpital Boucicaut, fonctionne depuis le 1er janvier 1924 et nous y avons traité 101 enfants, soit entachés d'hérédo-syphilis, soit nés de parents syphilitiques, mais ne présentant eux-mêmes *aucun signe apparent ou stigmate* d'hérédo-syphilis.

Nous traitons en effet tous ces enfants *quels qu'ils soient*; nous croyons qu'il est utile, pour l'avenir des enfants nés de parents même convenablement traités, de les traiter également, quand bien même ils paraissent indemnes de toute infection. Dès les premiers mois, la syphilis frappe les différents viscères et notamment les glandes endocrines, mais ce n'est souvent que beaucoup plus tard, trop tard, que l'on en constate les résultats néfastes. Aussi croyons-nous nécessaire, pour éviter des déboires ultérieurs, de soigner tous nos descendants de syphilitiques dès leur naissance ; toutefois, l'intensité du traitement variera suivant que le nouveau-né présente des stigmates de syphilis héréditaire, ou qu'il paraît indemne de prime abord.

Donc, dès la naissance de l'enfant issu de parents syphilitiques, nous le traitons, et ensuite nous poursuivons ce traitement le plus longtemps possible, c'est-à-dire tant que sa mère veut bien l'amener aux consultations spéciales, en moyenne pendant dix-huit mois.

Nous utilisons de préférence les produits arsenicaux en injections intra-musculaires ou sous-cutanées; les sels arsénicaux nous ont paru être les plus actifs et les plus rapides dans le traitement de la syphilis du nourrisson.

Nous employons des produits non douloureux: ceux du type *sulfarsénol* et ceux de la série *phényl-arsinate*; nous nous servons de ces produits aux doses suivantes: pour le sulfarsénol, nous commençons à petites doses, un ou deux cgr., de médicament par injection, pour atteindre généralement la dose de

1 cgr. 1/2 par kg. et par injection, en allant parfois jusqu'à
2 cgr. si l'urgence nous l'indique. Pour les produits du type
phénylarsinate, nous ne dépassons pas la dose de 1 cgr. par kg.
et par injection, nous faisons en moyenne de séries de 10 à
12 injections consécutives.

La médication arsénicale est généralement bien tolérée; sur
les 101 enfants que nous avons traités, chez 7 cependant nous
avons dû substituer à l'arsenic un autre agent médicamenteux;
4 d'entre eux présentant au cours du traitement une diarrhée
persistante avec perte de poids. Cette diarrhée d'intolérance est
différente de la diarrhée légère qui survient parfois le jour de
l'injection, car elle persiste généralement pendant plusieurs
jours de suite et s'accompagne de chute de poids. Deux autres
enfants présentèrent des éruptions; chez un autre, atteint de
convulsions, nous avons enregistré une exagération des crises,
exagération non seulement consécutive aux toutes premières injections et qui pourrait s'expliquer par un phénomène d'Herxheimer, mais qui dura tant que nous avons continué le traitement.

Chez ces 7 enfants, qui nous parurent, à des raisons diverses, ne pas devoir bénéficier du traitement arsénical, nous admi-
nistrâmes un traitement bismuthé en injections de sels solubles,
qui réussit parfaitement; cessation de la diarrhée et augmentation de poids chez les premiers, non réapparition de l'urticaire, diminution considérable des crises chez les autres.

Le traitement bismuthé chez le petit enfant nous paraît en
général moins actif et surtout moins rapide dans ses effets que
le traitement arsénical. Toutefois, le bismuth est appelé à rendre de grands services chez certains enfants intolérants aux arsénobenzènes comme ceux dont nous venons de parler.

Quand nous utilisons le traitement bismuthé, nous employons
des sels de bismuth solubles à la dose de deux milligrammes de
bismuth métal par kg., sans dépasser la dose de quinze milligrammes par injection. Nous préférons les sels solubles, parce
que chez le petit enfant qui ne marche pas, ils sont mieux tolé-
rés et ne laissent pas de nodosités fessières comme le donnent
fréquemment les sels de bismuth insolubles en suspension hui-
leuse ou aqueuse.

Nous faisons en général chez nos petits malades deux à trois
séries d'injections par an, séries entre-mêlées soit de frictions

mercurielles, soit d'absorption de sels de mercure par la bouche. Dans ce but, nous utilisons de préférence la solution de bichlorure de mercure à 1 p. 5.000, soit un milligramme de produit actif par cuillerée à café, dilution qui permet un emploi pratique en évitant le compte-gouttes fréquemment sujet à caution. Nous continuons ce traitement les années suivantes en espaçant plus ou moins les séries de piqûres suivant l'état de l'enfant et sa progression pondérale.

TRAITEMENT DES NOUVEAU-NES HEREDO-SYPHILITIQUES

PAR LE NOVARSÉNOBENZOL

Résultats de l'hôpital Rudolph Bergh (Copenhague),

Par le Dr O. Jersild, médecin en chef.

Il s'agit de 33 nouveau-nés syphilitiques avec symptômes cliniques et sérologiques qui ont reçu leur premier traitement arsenical à l'hôpital Rud. Bergh et leur traitement ultérieur (préventif) à notre policlinique, ouverte depuis 1921.

Nous avons suivi les enfants jusqu'à l'âge de 5 ans.

Premier traitement: Tous les enfants ont reçu le novarsénobenzol, combiné dans 29 cas avec le mercure (frictions à 0,25 gr.), dans 2 cas avec le bismuth. Deux enfants ont reçu une cure arsenicale sans mercure ou bismuth. La dose totale moyenne par malade a été de 75 centigr. de néosalvarsan en huit injections intraveineuses (nombre maximum: 12 injections, nombre minimum: 5 injections). Chez le nouveau-né, même âgé de quelques jours, nous commençons par une dose de 75 milligrammes pour monter à 90 milligrammes. Nous avons suivi le procédé ordinaire (injections dans les veines épicrâniennes ou jugulaires, dans les cas extraordinaires dans le sinus longitudinal).

Traitement préventif : Tous les malades ont reçu une série de cures préventives (en moyenne 7 séries par individu), au cours des premières années. Nous avons donné le novarsénobenzol seul ou combiné avec le mercure ou le bismuth. La somme totale des injections arsenicales intraveineuses a été d'environ 800. Avec l'âge de l'enfant, nous avons augmenté la dose injectée à 0,09, 0,12, 0,15, 0,22 gr. Quelquefois, nous avons donné aux enfants âgés de 4-5 ans jusqu'à 0,30 gr. Nous avons l'impression que les nouveau-nés et les petits enfants supportent mieux le novarsénobenzol que les adultes. A l'exception d'un cas de jaunisse légère et de quelques albuminuries passagères, nous n'avons jamais observé d'accidents plus graves.

Résultats : Parmi les 33 cas, suivis à notre policlinique, nous n'avons vu que 2 récidives cliniques (6 %). L'une des récidives (plaques muqueuses de la bouche) est venue chez un enfant âgé de 16 mois, l'autre (syphilides papuleuses plantaires) chez un enfant de 5 mois. Quant à la réaction de B-W, nous avons noté que la réaction, fortement positive chez tous les enfants au moment de leur entrée, est devenue négative après la première cure chez 20 enfants, tandis que le reste (13) gardait encore à ce moment une réaction positive, toutefois très faible chez 6 d'entre eux. Vu la ténacité de la réaction positive chez les hérédo-syphilitiques, nous regardons les 60 % de réactions négatives comme un résultat fort encourageant.

Au cours des années d'observation et de traitement préventif, 12 de nos enfants ont gardé constamment leur réaction négative, tandis que 4 des enfants qui ont eu une réaction posi-tive après le premier traitement, sont devenus **négatifs** et le sont toujours restés. Par conséquent, nous avons obtenu chez 50 % de nos malades une réaction de B-W constamment négative.

Parmi les malades aux réactions positives après le premier traitement, 6 d'entre eux ont montré une seule réaction très faible, tandis que les autres épreuves de ces malades ont donné un résultat négatif. Chez 7 enfants, il y a eu alternance de réac-tion positive et réaction négative, et chez 4 le sang a gardé assez constamment sa réaction positive.

Nous avons fait jusqu'à 13 examens par individu et nous avons toujours pris le sang au jour où nous avons commencé un nouveau traitement préventif. Dans plusieurs cas, nous avons cherché — sans résultat — une réaction positive par la méthode de réactivation, indiquée par Milian.

Quant au développement et à l'état physique général de nos petits malades, nous avons noté chez 3 enfants un développe-ment retardé, combiné avec un état anémique et, chez un en-fant, avec une paralysie dont la nature syphilitique, d'après les neurologues, n'était pas sûre. Tous les autres enfants ont eu un développement (dentition, poids, intelligence) tout à fait nor-mal. Quelques enfants ont eu un développement, surtout un poids, presque trop précoce, peut-être causé par l'arsénobenzol dont l'effet stimulant a été indiqué par mon maître, le Dr Thi-bierge dans son livre : La syphilis et l'armée.

A une conférence à Copenhague, j'ai présenté ces enfants aux confrères danois qui étaient vraiment frappés de leur bon état physique. Je me permets de faire circuler quelques photographies déposées à la policlinique par des mères heureuses et reconnaissantes. Malheureusement, je n'en possède pas une collection complète.

LE TRAITEMENT BISMUTHIQUE

à la consultation d'hérédo-syphilis de la Clinique Médicale des Enfants

Par MM. P. Nobécourt et Nadal

A côté des autres médicaments antisyphilitiques, le bismuth a été assez fréquemment utilisé à la consultation spéciale de la *Clinique médicale des enfants* pour le traitement des enfants atteints de syphilis héréditaire. Nous nous proposons, dans cette communication, de faire connaître notre pratique et les résultats que nous avons obtenus.

Depuis janvier 1924, 110 enfants et 24 mères ont été soumis à la bismuthothérapie.

Choix des malades. — Les enfants étaient âgés de quelques semaines à 15 ans.

Le traitement bismuthique a été institué, tantôt chez des malades ayant une intolérance manifeste ou relative pour les arsenicaux, tantôt chez des malades ayant des syphilis arséno-résistantes, tantôt enfin chez des malades n'ayant pas été soumis à d'autres médications.

Médicaments et technique. — Après quelques essais de sels solubles, souvent douloureux, nous avons employé le *quinio-bismuth* et surtout l'*hydroxyde de bismuth*. La plupart des enfants ont été traités avec le *muthanol*.

Les *injections intra-musculaires* sont faites deux fois par semaine. Dans certains cas, il y aurait utilité, semble-t-il, soit pour diminuer la dose de chaque injection, soit pour intensifier le traitement, de faire ces injections plus fréquentes, trois par semaine. Mais les conditions sociales des malades rendent impossible pour un traitement prolongé leur présence trop renouvelée à la consultation.

Les *doses utiles* sont difficiles à déterminer. Les doses excessives provoquent fréquemment de l'albuminurie, les doses trop

faibles ne modifient pas suffisamment les réactions sérologiques; il existe d'ailleurs un facteur individuel important dans la
tolérance du médicament. Il paraît impossible de fixer une
échelle dosimétrique précise suivant l'âge et suivant le poids.
En pratique, pour des injections bi-hebdomadaires, on peut utiliser les cinq doses suivantes:

1° Dose correspondant à 0,015 milligr. de Bi-métal chez les petits
nourrissons;

2° Dose correspondant à 0.03 cgr. de Bi-métal chez les enfants de
5 kilogr.;

3° Dose correspondant à 0.06 cgr. de Bi-métal chez les enfants de 15
kilogr. (5 ans);

4° Dose correspondant à 0.09 cgr. de Bi-métal chez les enfants de 20
kilogr. (8 ans);

5° Dose correspondant à 0.12 cgr. de Bi-métal chez les enfants de 30
kilogr. (12 ans).

La *première* ou les *deux premières doses* sont plus faibles
pour éprouver la tolérance. *Avant chaque injection*, il est nécessaire de se rendre compte de la tolérance pour l'injection précédente: interrogatoire portant sur l'état général, la température,
l'état digestif, examen clinique rapide de la peau en particulier, et surtout *recherche de l'albuminurie.*

Les injections sont faites, suivant la technique habituelle des
injections intra-musculaires de solutions huileuses, par séries
de 12.

L'intervalle entre les séries est court; un mois, six semaines
au début du traitement. Les modifications des réactions sérologiques sont d'un grand secours pour la conduite du traitement.

INCIDENTS ET ACCIDENTS. — Les *petits incidents douloureux*
sont le plus souvent dus à une injection trop superficielle et
évitables avec une bonne technique. La plupart des enfants ne
se plaignent d'aucune douleur après les injections d'hydroxyde
de bismuth.

Nous avons observé quelquefois un *purpura* discret des membres qui a entraîné l'interruption momentanée du traitement.
Certains enfants atteints préalablement de *syndrômes coliques
fétides* ont eu pendant le traitement des poussées aigues de
courte durée et sans gravité.

Chez de grands enfants, nous avons vu parfois se produire un
léger *liséré gingival*, jamais de stomatite.

L'*asthénie bismuthique* a été nette chez quelques enfants
mais peu accentuée; elle n'existe pas en général.

L'*albuminurie* n'est pas exceptionnelle. Lorsqu'on constate la présence de simples traces d'albumine, il faut interrompre le traitement et le reprendre, à doses plus faibles et après disparition de toutes traces, au bout de huit ou quinze jours.

Si l'albuminurie est importante, comme nous l'avons observé dans deux cas, sa disparition est lente. Malgré l'abondance de l'albuminurie (1 gr. à 1 gr. 50 par litre), malgré la présence de nombreux cylindres, il n'y a pas eu chez nos deux malades d'atteinte grave du rein. Les épreuves de la chlorurémie et de l'azotémie alimentaires ont démontré l'intégrité des fonctions éliminatrices. Mais la durée de l'albuminurie a été longue: un mois chez l'un des malades, six semaines chez l'autre.

Aussi l'analyse répétée des urines avant chaque injection nous paraît-elle être une règle absolue.

ACTION DU MÉDICAMENT. — 1° *Sur les réactions sérologiques.* — Comme le fait est actuellement bien connu, la négativation du Bordet-Wassermann a été plus lente chez nos malades qu'avec les arsenicaux. Parfois, une ou deux séries ont été insuffisantes pour modifier les réactions sérologiques. Mais presque toujours le résultat obtenu a été durable. Nous n'avons pas vu les réactions devenir complètement positives en cours de traitement lorsque, pour des motifs variés, l'intervalle entre deux séries a été trop prolongé.

Dans deux cas, le bismuth n'a pas modifié après deux séries les réactions sérologiques qu'une série d'injections de sulfarsénol a presque négativées.

2° *Sur l'affection que présente le malade.* — La grande majorité des enfants de la consultation n'ont pas de lésions syphilitiques visibles ou en évolution. Ce sont des hypotrophiques, des arriérés, des épileptiques, des hémiplégiques, des paraplégiques, des enfants atteints de syphilis latente. Les effets du traitement dans ces conditions sont difficiles à apprécier. Cependant, presque toujours nous avons obtenu des résultats favorables, égaux à ceux que donnent les arsenicaux.

3° *Sur l'état général.* — Ici le bismuth se montre inférieur aux arsenicaux. Alors que ces derniers ont une action eutrophique bien connue (augmentation sensible du poids, transformation rapide du facies et du teint, enjouement), les préparations bismuthiques, l'hydroxyde en particulier auquel nous avons eu surtout recours, ne produit pas habituellement les mêmes modifications rapides de l'état général. Parfois même les petits ma-

lades maigrissent et sont asthéniés. Ce n'est que plus tardivement et avec la continuation du traitement qu'on constate les
effets favorables.

Aussi est-il indiqué presque toujours de faire alterner la médication bismuthique et la médication arsenicale.

CONCLUSIONS. — Devant les résultats favorables que la bismuthothérapie nous a donnés chez les enfants entachés de syphilis héréditaire, il nous semble qu'elle peut être utilisée dans
presque tous les cas et qu'il convient de ne pas la réserver aux
cas d'intolérance ou d'arséno-résistance.

Ses *contre-indications* sont rares; elles se posent chez des malades atteints de lésions rénales ou d'affections du sang. Les
accidents, avec une bonne technique et avec une surveillance
constante des urines, sont exceptionnels.

L'action du médicament sur les réactions sérologiques, plus
lente, est en général plus durable, lorsqu'on emploie des doses
suffisantes.

Mais le *traitement bismuthique exclusif ne nous paraît pas
être une méthode de choix.* Les résultats les meilleurs sont obtenus avec des *cures alternées* arsenicales et bismuthiques.

Dans les périodes intercalaires, le mercure sous forme de
frictions chez les jeunes sujets, de sirop de Gibert ou préparations analogues chez des sujets plus âgés, diminue la durée du
traitement.

C'est par la combinaison des diverses médications qu'on
arrive aux résultats les plus rapides et les plus durables, si tant
est qu'on puisse parler de résultats durables pour une méthode
thérapeutique encore récente qui ne pourra être jugée définitivement que par l'épreuve du temps.

M. JEANSELME.

Pour ma part, j'emploie dans le traitement de l'hérédo-syphilis en activité une méthode mixte consistant en cures alterna-
tives de sulfarsénol et de mercure sous forme de frictions.

C'est dans les formes viscérales, septicémiques que le traitement arsénical est le plus utile et c'est précisément dans ces cas
qu'il est le moins bien toléré. Donc, lorsque les organes essentiels et les émonctoires sont compromis, l'arsenic sera administré avec prudence et à dose d'abord faible pour tâter la susceptibilité du sujet, mais s'il n'amène pas d'accidents, il ne
faut pas craindre d'employer le médicament à doses fortes :

1 centigramme à 15 milligrammes par kilogr. de poids corporel par injection.

La série d'injections de sulfarsénol est en général d'une dizaine par cure. En suivant la pratique du Pr Almkvist, qui fait des séries de 18 à 20 injections consécutives de sulfarsénol ou de novarsénol, je craindrais de provoquer des accidents d'intolérance, se manifestant par des vomissements, de la diarrhée et une baisse relative ou absolue de poids.

M. NICOLAS.

Notre cher président vient de nous faire remarquer que les conclusions qui semblent résulter des rapports et des communications que nous avons entendues et des discussions auxquelles elles ont donné lieu manquent de la précision et de la vigueur que l'on désirerait posséder sur la conduite à tenir dans le traitement de la syphilis héréditaire. De cela je ne saurais m'étonner, et il est certain qu'il ne peut en être autrement.

En effet, dans le traitement de l'infection syphilitique comme de toute autre infection, il faut avoir bien présent à l'esprit ce fait que l'action du médicament antisyphilitique sur l'agent virulent ne se fait pas dans un vase inerte, comme en chimie ou en expérimentation de laboratoire, mais dans un milieu vivant, qui lui-même réagit ou peut réagir plus ou moins vivement suivant les individus et suivant les cas, et que de cette réaction on ne peut pas ne pas tenir le plus grand compte.

On ne peut pas, on ne doit pas considérer exclusivement l'action des médicaments sur la maladie, mais également et à un degré presque égal, car *primo non nocere* doit rester une règle de conduite pour les thérapeutes, la réaction de l'organisme malade vis-à-vis du médicament. Or, action des divers produits médicamenteux vis-à-vis de la maladie, réaction de l'organisme vis-à-vis des médicaments sont essentiellement questions d'espèce. Et, en raison de ces faits, il est impossible de formuler en règles absolues, immuables, la conduite à tenir ou à conseiller. Nous ne pouvons et ne devons donner que des indications générales qui serviront de guide au médecin, au praticien, dans la conduite à tenir dans des cas et à propos de malades essentiellement variables. C'est au médecin à juger lui-même dans chaque cas particulier, de la façon dont il devra agir, du médicament qu'il devra choisir, des doses qu'il devra employer. C'est ce que notre bureau a formulé, je crois, avec toutes les précisions possibles, mais avec toute l'élasticité indispensable dans la conclusion et le vœu qu'il vous a proposés et que vous avez votés ce matin. Il envisage la nécessité d'un traitement aussi intense que possible, de préférence par les arsé-nobenzènes au début au moins, à la période d'attaque du mal.

Il insiste sur la nécessité absolue d'un traitement suffisamment prolongé, avec traitement de fond ou au moins surveillance médicale très serrée ultérieurement. Je crois que nous ne pouvons ni ne devons faire plus, sous peine de dépasser la limite des affirmations que l'on peut formuler. Donnons des conseils, indiquons la ligne de conduite, la meilleure à suivre, mais laissons le médecin libre d'agir avec son savoir, son bon sens, sa conscience, son jugement.

M. PETGES.

La brillante argumentation de M. le Pr Nicolas ne peut que recevoir l'approbation unanime.

Je crois cependant qu'en donnant des directives précises dans la question du traitement de l'hérédo-syphilis et de la syphilis, il n'y aura jamais le danger de limiter la liberté des praticiens, dont l'indépendance saura toujours se manifester.

Mais ce qu'une conférence ou un congrès doit tendre à réaliser, c'est de couvrir la responsabilité du médecin général, du praticien, de telle façon qu'il ait plus de latitude pour appliquer les médications nouvelles qui mettent si grandement en jeu actuellement cette responsabilité.

III

Séance du mercredi matin 7 octobre 1925.

Présidence de M. le Dr Queyrat.

Troisième question :

TRAITEMENT PRÉVENTIF
DE L'HÉRÉDO-SYPHILIS

SOMMAIRE : *Exposé des rapports* : MM. MILIAN, LÉVY-SOLAL. Pr. SPILLMANN (Nancy), Pr. PETGES (Bordeaux). — Discussion : MM. MILIAN, Pr. PETGES, CARLE, POIRIER (Anvers), Pr. Couvelaire. — *Conclusions*.

M. Lévy-Solal expose son rapport.

M. Milian expose son rapport.

M. Spillmann expose son rapport et fait la communication suivante :

Messieurs,

Après les très intéressants exposés de MM. Milian et Lévy-Solal, il me paraît inutile de reprendre à nouveau, dans tous ses détails, le problème de la prévention de l'hérédo-syphilis. Les rapports ayant été distribués en temps opportun, il n'y a pas lieu d'insister longtemps à leur sujet et nous devons réserver tout le temps disponible pour la discussion.

Je me bornerai donc à vous signaler quelques points particuliers méritant de retenir notre attention.

La question du traitement préventif de l'hérédo-syphilis repose sur deux affirmations: la première, c'est que la transmission héréditaire de la syphilis constitue un danger redoutable et peut être considérée comme un des facteurs les plus importants et les plus néfastes de la dépopulation; la seconde, c'est que nous avons à notre disposition des moyens d'action extrêmement puissants nous permettant d'empêcher la transmission héréditaire de la maladie.

Si j'ai rappelé certains faits et certains chiffres au début de mon rapport, c'est uniquement pour poser, une fois de plus, la question avant d'essayer de la résoudre.

Tous les syphiligraphes ont la possibilité d'exposer deux sortes de documents, les uns prouvant que la syphilis est responsable de la mort de très nombreux enfants, les autres démontrant, d'une façon indiscutable, que dans certaines familles de syphilitiques, un traitement bien compris et sagement institué protège efficacement la descendance. Je me bornerai à vous en signaler deux qui me paraissnt particulièrement démonstratifs: c'est d'abord l'enquête faite dans mon service dans 16 ménages de syphilitiques: les 16 femmes avaient eu 115 grossesses dont les résultats avaient été désastreux: 83 enfants tués pendant la grossesse, morts à la naissance ou dans les premiers mois de la vie, et 32 enfants vivants dont une bonne moitié présentait des signes d'hérédo-syphilis. C'est ensuite, comme contre-partie, l'histoire d'une jeune femme d'une santé parfaite et de famille saine qui avait eu successivement cinq avortements que rien n'expliquait. Après le cinquième avortement, un médecin ami dit au mari: « Quand on a la syphilis, on se soigne si on veut avoir des enfants vivants. » Le mari avoue sa maladie, se soigne, fait soigner sa femme qui a ensuite trois enfants normaux; ces trois enfants sont actuellement de superbes jeunes filles ne présentant aucune tare héréditaire.

Lorsqu'on se base sur de pareils documents, il semblerait, au premier abord, que la solution du problème soit facile et qu'il devrait suffire de s'entendre sur l'emploi de la thérapeutique la plus efficace.

En réalité, le problème est beaucoup plus complexe parce que la syphilis est encore trop souvent considérée, de nos jours, dans certains milieux, comme une maladie de caractère spécial. Nous sommes armés pour la lutte, mais nous ne pouvons pas toujours employer librement les armes qui sont à notre disposition.

Il faudrait, pour bien faire, ne favoriser, dans la mesure du possible, que l'union des individus ne présentant aucune tare syphilitique. A cet égard, je ne fais que signaler l'importante question du certificat prématrimonial. Il n'a jamais été, je pense, dans la pensée de ceux qui le défendent chaleureusement, d'im-

poser des visites sanitaires dont le nom seul a un caractère bles-
sant. Il est seulement désirable que le médecin de la famille
soit consulté au même titre que le notaire et appelé à témoigner
de l'état de santé des jeunes gens qui vont fonder un foyer; il
faut avoir l'assurance qu'il n'existe pas de signes d'infection en
évolution ou que l'infection, au cas d'atteinte préalable, n'est
plus dangereuse. Je sais très bien qu'en pareille matière, la
tâche du médecin est très délicate parce qu'il se trouve lié par
le secret professionnel. N'oublions pas cependant que les événements marchent et que les mentalités se modifient; nous pouvons fonder de grands espoirs sur l'éducation du public.

Dans certains milieux de la région de l'Est, l'éducation sexuelle
et l'éducation anti-vénérienne ont fait de très gros progrès. Bien
des familles acceptent l'idée de l'éducation prophylactique sanitaire et morale et chez elles on tend, de plus en plus, à se protéger contre la transmission de la syphilis. Le jour où les inté-
ressés connaîtront les avantages de la franchise et de la loyauté
en pareille matière, ils n'hésiteront pas. Encore faut-il, bien entendu, que les parents acceptent de jouer loyalement leur rôle.
Il ne faut pas qu'un père syphilitique qui exige un certificat de
santé de son futur gendre, cache soigneusement sa propre syphilis qui peut avoir une influence fâcheuse sur ses petits-enfants. Il
ne suffit pas de demander la franchise aux futurs époux, il faut
essayer de l'obtenir chez les ascendants si on veut protéger les
descendants.

Lorsque la syphilis est nettement en cause, il y a lieu d'exiger des candidats au mariage des conditions telles que la transmission héréditaire de la syphilis soit rendue à peu près impossible. Ce n'est pas le moment de discuter, à nouveau, le grave problème du mariage des syphilitiques. On peut dire, d'une façon
générale, que le mariage ne doit être autorisé que dans les cas
où la maladie paraît arrêtée depuis un temps suffisamment long.
Il est indispensable que le père ait suivi un traitement prolongé
et énergique. A ce propos, je crois nécessaire d'attirer, une fois
de plus, l'attention sur l'augmentation actuelle du nombre des
cas de syphilis. Cette augmentation tient à de nombreux facteurs, mais elle tient surtout à ce fait que la syphilis est souvent
insuffisamment soignée. Qu'il s'agisse de médications arsenicales ou bismuthées, les doses employées par les médecins praticiens sont souvent insuffisantes. Il en résulte de fréquentes
reprises de virulence de l'infection qui peuvent avoir de dange-

reuses conséquences pour les enfants. Il est indispensable, également, que la mère ait été soigneusement traitée. On est souvent arrêté, dans ce cas, par la crainte de la divulgation de la syphilis et je sais que mon ami Carle estime prudent de légitimer la thérapeutique anti-syphilitique pendant la grossesse sous couleur d'anémie ou d'asthénie gravidique. Je suis personnellement d'avis que la franchise peut être couronnée de succès. C'est affaire de psychologie. Il faut agir avec prudence et tâter le terrain. Si on acquiert la certitude que l'aveu ne peut avoir aucune influence néfaste sur la tranquillité morale de la mère, il est bon de ne pas masquer la vérité.

Je n'insiterai pas sur la façon de réaliser le traitement. Il est bien difficile d'établir des règles absolues; on a presque toujours affaire à des cas d'espèce. L'essentiel est d'être prudent et de soumettre ses malades à une surveillance médicale et sérologique rigoureuse. C'est le meilleur moyen de ne pas avoir de surprises.

Pour arriver à pouvoir lutter efficacement contre la transmission héréditaire de la syphilis, il faut faire l'éducation du grand public.

Il est de nombreuses régions de France où la propagande anti-vénérienne sagement conduite a permis d'améliorer de façon très sensible la situation. On ne peut espérer des résultats vraiment utiles qu'en essayant, par tous les moyens, de faire perdre à la syphilis son caractère infamant et dégradant. Nous avons gagné beaucoup de terrain dans l'Est de la France et les résultats obtenus sont très remarquables. Il faut continuer inlassablement la campagne poursuivie avec tant de succès pendant la guerre par les chefs de centre de vénéréologie. Il ne faut pas hésiter à faire des conférences de prophylaxie dans toutes les classes de la Société. La question est jugée, la preuve est faite, on peut désormais parler de la syphilis dans les milieux les plus fermés.

La dernière expérience tentée en Meurthe-et-Moselle a été brillamment réalisée par Mme Montreuil-Straus qui a pu porter la bonne parole parmi les dames et jeunes filles de la ville de Nancy, parmi les ouvrières et jusque dans les écoles normales d'institutrices. Ces conférences ont eu un grand retentissement.

En matière de lutte contre l'hérédo-syphilis, la surveillance de la famille joue un rôle considérable. Il ne faut pas borner l'action médicale au traitement du malade ou de la malade qui viennent demander conseil au médecin, il faut étendre son action bienfaisante dans la famille.

Le praticien est bien placé, lorsqu'il a reçu l'éducation nécessaire, pour remplir son rôle social. Encore faut-il que cette éducation soit complète.

. C'est dans cet esprit qu'a été réalisé à Nancy l'enseignement vénéréologique des étudiants, tous astreints au stage à la clinique de Dermatologie et de Syphiligraphie; j'ajoute que les étudiants sont également initiés au fonctionnement du dispensaire anti-vénérien. Appelés pendant le cours de leurs études à apprécier les avantages des organisations modernes de médecine sociale, les jeunes médecins deviennent par la suite nos meilleurs auxiliaires dans la lutte prophylactique contre la maladie.

La protection de l'enfance doit être l'objet de constantes préoccupations dans les dispensaires de vénéréologie. J'ai eu la possibilité de créer au Service d'hospitalisation annexé au dispensaire une petite maternité, bien modeste certes, puisqu'elle comprend seulement une chambre et deux berceaux, mais qui n'en rend pas moins de grands services en nous permettant de traiter les femmes atteintes d'accidents contagieux au moment de l'accouchement.

Nous sommes, d'autre part, en liaison avec le dispensaire anti-vénérien créé à la Clinique d'Obstétrique par mon collègue et ami le professeur Fruhinsholz et dirigé par mon ancien chef de clinique et collaborateur, le professeur agrégé Watrin.

Cette œuvre de protection familiale ne peut être menée à bien que si on peut agir sur la mère de famille pour la renseigner et lui indiquer la conduite à suivre. L'infirmière visiteuse ou mieux l'assistante sociale peut jouer, dans cet ordre d'idées, un rôle très important. Notre président a déclaré qu'il ne comprenait pas la présence de l'infirmière visiteuse dans un dispensaire anti-vénérien, mais qu'il se rendait compte du rôle que pouvait jouer auprès du médecin une personne de confiance chargée des enquêtes familiales. Nous sommes, sur ce point, bien près d'un complet accord. L'essai tenté dans mon service est tout à fait probant. L'assistante sociale du dispensaire a une tâche très importante à remplir; le tout est de pouvoir compter sur une femme comprenant son rôle et susceptible d'agir avec tact et diplomatie. Une assistante capable de ménager les susceptibilités et désireuse, avant tout, de maintenir l'union dans les ménages, peut faire énormément de bien; les mères de famille ne tardent pas à lui accorder leur confiance et n'hésitent pas à amener leurs enfants pour examen à la consultation du dispensaire. Il me semble que nous pouvons marcher dans cette voie; c'est le plus sûr moyen d'obtenir des résultats intéressants au point de vue prophylactique.

Les discussions médicales et scientifiques sur la façon de réaliser le traitement préventif de l'hérédo-syphilis ne constituent qu'une partie du problème. La lutte contre la syphilis héréditaire ne peut réussir que si la lutte anti-syphilitique générale est poursuivie avec succès. Je me permets, à cet égard, de signaler l'œuvre réalisée dans le département de Meurthe-et-Moselle. Le dispensaire central de vénéréologie de Nancy est à la fois centre de traitement, d'éducation et d'enseignement et permet d'effectuer toutes les recherches nécessaires grâce au laboratoire régional de sérologie qui lui est annexé. Il fonctionne en liaison avec les dispensaires d'hygiène sociale du département créés par l'Office d'Hygiène sociale; c'est dans ces dispensaires que se poursuit, dans les mêmes locaux et avec le même personnel, la lutte anti-tuberculeuse, la lutte anti-vénérienne et la lutte contre la mortalité infantile.

C'est en somme un véritable réseau prophylactique étendu d'un bout à l'autre du département. Mon collègue Petges a très justement dit dans son rapport qu'il fallait, pour réussir, des crédits importants et M. le Ministre de l'Hygiène rappelait hier qu'il ne fallait pas compter exclusivement sur les crédits alloués par le Ministère et qu'il était indispensable de s'adresser aux collectivités. Il m'est agréable de rappeler aujourd'hui que le Ministère de l'Hygiène, grâce à la bienveillante intervention de M. le docteur Faivre et de M. le docteur Cavaillon, ne nous a pas ménagé son généreux concours, que la Ville de Nancy nous a accordé des crédits de fonctionnement, que la Commission administrative des Hospices a édifié le nouveau dispensaire et que le Conseil général de Meurthe-et-Moselle vient de voter une subvention annuelle de 10.000 francs pour la lutte anti-vénérienne. Cette union de tous, praticiens, administrations, pouvoirs publics, organisations scientifiques peut servir d'exemple; c'est le seul moyen d'obtenir la victoire.

Les organisateurs de cette conférence ont su grouper tous ceux qui peuvent jouer un rôle dans la protection de l'enfance contre la syphilis. En nous donnant la main, accoucheurs, pédiatres, syphiligraphes et praticiens, nous pouvons atténuer considérablement les dangers de la syphilis et diminuer la fréquence de sa transmission héréditaire. Trop d'enfants sont encore condamnés; en mettant nos efforts en commun, nous pourrons les sauver.

M. Pelges expose son rapport et fait la communication suivante :

J'ai écrit mon rapport dans une forme dogmatique et pour ainsi dire impérative, pour donner aux praticiens une ligne de conduite et des directives précises dans le traitement et la prophylaxie de la syphilis acquise et de l'hérédo-syphilis, en me basant sur plus de vingt ans d'observation.

Il est inutile de lire ce rapport, déjà imprimé, et je commenterai simplement quelques points particulièrement importants.

La véritable prophylaxie de la syphilis est non seulement fonction d'un traitement précoce et suffisant, mais aussi d'une connaissance plus grande de cette maladie, bonne condition pour l'éviter et mieux la soigner.

Le roman, le théâtre, les journaux, et même le cinéma l'ont fait connaître au grand public cultivé depuis quelques années, le médecin doit contribuer par la conférence à l'instruction des jeunes gens les plus exposés au péril vénérien.

En particulier, il doit s'adresser dans les lycées aux candidats aux grandes écoles et aux élèves près de quitter le lycée, ainsi qu'aux élèves des grandes écoles de l'Etat et des écoles normales d'instituteurs.

Récemment, Mme Montreuil-Straus a parlé devant un auditoire de jeunes filles avec une grande élévation de pensée. Il est désirable que le médecin fasse ces conférences lui-même, sauf dans les cas exceptionnels où la bonne parole sera ainsi donnée par des femmes de haute culture morale, de grand tact et de talent.

La question de ces conférences à faire dans les lycées sur les maladies vénériennes a ému l'opinion et provoqué quelques polémiques. Il est cependant possible de traiter de pareils sujets devant un auditoire de lycéens, sans les choquer en quoi que ce soit. J'en ai la preuve depuis qu'appelé par l'association des parents d'élèves à faire une de ces conférences au lycée de Bordeaux en 1923, j'ai pu aborder les sujets les plus délicats, en présence du proviseur et du censeur, et recevoir ultérieurement des remerciements de pères ou de mères de famille et être à nouveau appelé à traiter les mêmes questions en 1924 et 1925 devant un auditoire plus nombreux chaque année. Bien entendu, le thème traité porte surtout sur la connaissance du danger dont la prophylaxie conseillée repose sur les moyens moraux et l'abstention. Il ne saurait être question de parler devant les jeunes gens des moyens que l'on peut préconiser dans une caserne, devant un auditoire de soldats plus âgés.

L'action individuelle et isolée du médecin est insuffisante, pour dépister et traiter la syphilis. L'assistance des pouvoirs publics lui est nécessaire, avec des crédits suffisants non seulement pour créer et entretenir les dispensaires, régulateurs et animateurs de la lutte, mais aussi pour permettre aux praticiens de collaborer à l'œuvre de défense, car c'est le praticien, le médecin général qui seul pénètre dans le milieu familial et peut seul exercer la surveillance nécessaire sur le syphilitique, la femme en état de gestation, l'enfant hérédo-syphilitique ou simplement suspect. Que s'il confie le malade au spécialiste, syphiligraphe, accoucheur, pédiatre, du moins doit-il demeurer le régulateur de la lutte prophylactique dans la famille.

Pour réaliser une prophylaxie féconde, la liaison constante, large et confiante s'impose entre les praticiens, les dispensaires, les services de médecine générale, de vénéréologie, d'obstétrique et de pédiatrie. Les dispensaires et les syndicats médicaux ne doivent pas s'ignorer, nous devons aller dans ces derniers, faire connaître nos buts au praticien et que, loin de leur enlever des malades, les dispensaires ne traitant que des indigents ou des nécessiteux contribuent à augmenter le nombre de leurs clients en apprenant au public que la syphilis doit être traitée longuement par des méthodes compliquées.

A ce titre, il convient d'apprendre aux pharmaciens et aux dentistes par des conférences, dans les facultés et en dehors d'elles, quel rôle important ils peuvent remplir dans la prophylaxie antisyphilitique, ce qu'ils peuvent faire quand ils sont consultés et ce qu'ils ne doivent pas faire.

Ainsi se tisse peu à peu un réseau, de plus en plus serré, grâce auquel la syphilis sera pourchassée de toutes parts.

Le jour où ce réseau sera suffisamment étendu, la question si troublante de la réglementation de la prostitution aura trouvé sa solution, cette réglementation pourra être supprimée, les prostituées se faisant traiter volontairement, comme elles tendent à le faire déjà.

La création de dispensaires antisyphilitiques annexés aux services d'obstétrique et de pédiatrie, formule nouvelle qui nous a presque tous choqués au début, mais que personnellement mieux informé, j'accepte désormais, permettra au syphiligraphe de collaborer étroitement avec ses collègues. Cette interpénétration des compétences qui est une des originalités et une des caractéristiques de cette conférence de l'hérédo-syphilis, marque un grand progrès et constitue une date mémorable. La médecine sociale ne s'accommode plus de l'action égoïste, guidée par l'intérêt ou la vanité, la vanité le plus souvent dans nos milieux médicaux, chez les plus modestes aussi bien que chez les maîtres arrivés au faîte des honneurs et des dignités.

Le traitement de la syphilis acquise suggère quelques réflexions: il est moins bien réglé qu'en 1918, 1919, 1920, depuis que la pratique des injections sous-cutanées ou intra-musculaires à petites doses a donné, en face des responsabilités consécutives aux accidents ou incidents immédiats de l'injection intra-veineuse une sécurité relative et illusoire. Cette méthode, — sauf pour le sulfarsénol bien toléré, par voie sous-cutanée, même aux doses de o gr. 60, o gr. 66, o gr. 72, — ne permet d'injecter que des faibles doses de novarsénobenzol; elle conduit à des résultats déplorables, en créant des syphilis arséno-résistantes, des complications nerveuses ou viscérales et des syphilis contagieuses, alors que le malade se croit guéri ou que, tout au moins, le médecin le considère comme « blanchi ».

La voie intra-veineuse qui seule permet le traitement aux fortes doses, nécessaires à la guérison de la syphilis, doit reprendre sa place primitive. C'est la voie la plus favorable à la prophylaxie, à la guérison, la plus sûre pour la protection de la femme et de l'enfant. Certes, elle engage des responsabilités, comme toute intervention chirurgicale même bien conduite. Aussi, faut-il que nous répandions cette notion qu'une maladie aussi grave que la syphilis, individuellement, socialement et au point de vue de l'hérédité, nécessite un traitement délicat, parfois dangereux. A ce titre, il convient que les sociétés médicales de Dermatologie, que la Ligue nationale contre le péril vénérien, que cette conférence, proclament la nécessité de ces traitements intensifs et se disposent à défendre le praticien ou le spécialiste injustement attaqué au sujet d'un accident consécutif à ces traitements.

Le mercure demeure l'excellent médicament d'entretien, et je ne considère le bismuth que comme un médicament de soutien, ou de réserve en cas d'intolérance arsenicale, pour des motifs que j'exposerai ailleurs.

Est-ce à dire que ceux qui, à l'instar de M. Poulard, de M. Sicard, ont préconisé la technique des injections sous-cutanées ou intra-musculaires aient mal vu et qu'ils aient propagé des erreurs? En aucune façon. Ils ont surtout étudié un procédé thérapeutique dirigé contre des affections locales et ils ont perfectionné une arme utile contre certaines neuropathies, certaines organopathies d'origine syphilitique.

Mais on a eu le tort de vouloir élever cette méthode au rang d'un mode de traitement général de la syphilis en tant que maladie.

Il n'est pas dans mon esprit de vouloir nier la valeur des injections novarsénobenzolées aux faibles doses de o gr. 15, répétées trois fois par semaine, ou de o gr. 15, o gr. 15, o gr. 30 par semaine, contre telle ou telle affection localisée, nerveuse ou autre, selon la méthode de M. Sicard. Au surplus, ai-je pu avoir à ce sujet l'avis du professeur Verger, qui a, selon la meilleure méthode cartésienne, basé son opinion sur des faits observés et contrôlés personnellement, et qui estime préférable à tout autre ce mode de médication, chez les tabétiques par exemple, ainsi entretenus en bon état général et fonctionnel.

Mais pour nous, syphiligraphes et médecins généraux, dont le rôle est de traiter non seulement des manifestations locales mais la maladie elle-même et d'en assurer la prophylaxie, nous trouvons une arme plus active dans la voie intraveineuse qui, seule, permet d'appliquer les traitements nécessaires et suffisants, précoces, progressifs, intensifs, prolongés.

La toxicité propre des arsénobenzènes est la principale cause des accidents observés; et il est étonnant que, par une aberration de raisonnement, on l'ait quasiment niée pour accuser des facteurs variés, l'eau distillée par exemple et souvent aussi l'opérateur, alors que seul le produit injecté est coupable dans la majorité des cas.

Nous sommes tous coupables d'avoir propagé ou laissé propager, sans réagir vigoureusement, cette doctrine néfaste qui,

engageant directement les responsabilités médicales a contribué
à éloigner le praticien de la voie intraveineuse.

On ne saurait assez se méfier, à l'instigation de **M.** Carle, de
Lyon, des séries dangereuses, qu'il importe de signaler aux
fabricants, dont le devoir est de ne pas hésiter à les sacrifier, au
prix de pertes sérieuses parfois. Ils ne doivent pas les défendre
et se retrancher derrière leur innocuité démontrée par l'expérimentation sur le cobaye ou le lapin.

Il serait utile aussi d'étudier la date limite d'utilisation des
tubes, dont beaucoup vieillissent en dépôt, pendant des années
parfois, chez les pharmaciens, et d'indiquer à ceux-ci les meil-
leures conditions de conservation.

L'instruction des étudiants, le perfectionnement de la technique des praticiens doit se porter sur les questions du diagnostic
et du traitement de la syphilis, avec une attention particulière
parce que les traitements modernes sont féconds en responsabilités qui touchent surtout le praticien. Car, c'est à lui que doit
revenir progressivement le traitement des syphilitiques et non au
spécialiste qui doit être avant tout un spécialiste-consultant et
non pas un spécialiste-praticien, fautif s'il enlève au médecin
général la possibilité de surveiller la santé non seulement de l'individu mais de la famille.

Je n'insisterai que sur un point au sujet des modalités et des
indications du traitement de la syphilis de la femme en gestation dont les rapports précédents ont tracé les directives comme
je l'ai fait aussi.

La difficulté la plus sérieuse n'est pas toujours de savoir s'il
faut instituer un traitement chez une femme enceinte, et de
quelle manière il faut la traiter, mais de lui faire accepter ce traitement alors qu'elle ignore son mal et qu'elle ne se sent ni fati-
guée, ni malade. Comment la persuader de subir des injections
pénibles, douloureuses, périlleuses pendant le cours de la grossesse qu'elle croit normale?

Des traditions anciennes nous conduisent, sous couleur du
secret professionnel qui doit rester intégral, c'est bien entendu et
bien formel dans mon esprit, à traiter la femme en cachette.
Cette injustice, qui conduit trop souvent à la sacrifier et avec elle
l'enfant et l'hérédité familiale, a pour base le préjugé, qui doit
être combattu ardemment, de la syphilis maladie honteuse, d'origine impure. Il est possible, dès maintenant, dans certains cas
particuliers favorables, d'amener le conjoint syphilitique à faire

l'aveu de son état, et, au fur et à mesure que la syphilis sera mieux connue du grand public, cet aveu sera plus fréquent et plus facile. Quand il sera impossible, bien que soucieux de toujours dire la vérité qui simplifie tant de choses, il sera utile d'incriminer une syphilis probable d'un ascendant défunt et de donner, comme le dit avec esprit M. Carle, à l'aïeul disparu l'occasion de tenir « encore au foyer familial le rôle des Euménides bienveillantes, fantômes protecteurs... »

Quant au traitement de l'hérédo-syphilis chez le descendant de syphilitiques traités, on n'oubliera pas que si les traitements suffisants des géniteurs peuvent favoriser la naissance d'enfants sains et normaux, les traitements insuffisants, si fréquents, sont susceptibles de favoriser l'apparition de *manifestations retardées de l'hérédo-syphilis précoce*, contagieuses et que ces enfants sains en apparence pendant de longs mois, mis en nourrice après une période d'observation même prolongée, peuvent répandre la contamination. Sauf dans des cas particulièrement favorables, ils seront traités dès la naissance et ne seront pas mis en nourrice. Le *sulfarsénol* en injections sous-cutanées est le médicament de choix, à *la dose progressivement atteinte* de un centigramme par kilogramme deux fois par semaine, avec un total de vingt injections environ par cures, entre lesquelles des périodes de repos et de traitement mercuriel alterneront.

Le mercure reste chez l'enfant, comme chez l'adulte, le bon médicament d'entretien, le bismuth un médicament de remplacement, peu pratique chez l'enfant, ne permettant que difficilement les cures prolongées nécessaires, si l'on songe aux infiltrations bismuthiques persistantes, que j'ai vues avec M. Magimel, macroscopiquement, microscopiquement et radiologiquement dans les muscles fessiers de l'adulte, et dont les conséquences peuvent être plus graves chez l'enfant.

La question du mariage des syphilitiques peut être réglée d'après les conclusions de la Société française de dermatologie et de syphiligraphie, comme l'indique le rapport de M. Clément Simon. Je pense même que chez certains syphilitiques anciens, longuement et intensivement traités, et chez lesquels, comme on en voit malheureusement trop souvent, la réaction de B. W. reste implacablement positive (+ ou ++ et parfois +++) on peut permettre le mariage, à condition de traiter la femme en gestation et de traiter ou tout au moins de surveiller avec soin l'enfant né de ce syphilitique ancien.

DISCUSSION DES RAPPORTS

M. Milian. — M. Spillmann attribue l'augmentation de la syphilis, à laquelle nous assistons en ce moment, aux traitements insuffisants faits par beaucoup de médecins. Je me demande s'il s'est souvenu, en affirmant ce fait, que lui-même ne dépasse jamais, dans sa pratique, la dose de 60 cgr. de 914. Or, chacun sait que cette dose maxima est notoirement insuffisante et qu'il est de toute nécessité, pour obtenir des résultats sérieux, d'atteindre à la dose idéale d'au moins 1 cgr. 5 par kilogramme d'individu, c'est-à-dire qu'il faut atteindre au moins à 1 gr. 5 pour un patient de 70 kilogrammes. Cette dose elle-même, ainsi que le montrent l'expérimentation et même la clinique journalière, est elle-même au-dessous de ce qu'il faudrait, car la stérilisation expérimentale ne s'obtient à coup sûr dans les maladies à trypanosomes qu'avec une dose de 2 centigrammes par kilogramme. Nous savons, d'autre part, grâce aux erreurs de posologie et aux traitements non timorés des médecins de l'Uruguay, qu'on peut administrer sans danger, dans l'immense majorité des individus, 2 et 3 grammes de 914 par injection. En Europe, nous n'avons jamais osé atteindre ces doses, ce qui est certainement regrettable au point de vue de la prophylaxie de la syphilis.

Un des facteurs les plus importants de l'augmentation de la syphilis est certainement le nombre considérable d'étrangers indésirables qui envahissent le sol français, algériens et marocains en particulier qui, avec le fatalisme musulman, arrivent en France porteurs de syphilis ultra virulente et ne songent à se faire soigner que lorsqu'ils deviennent infirmes ou souffrent considérablement de leurs lésions. Ils quittent d'ailleurs l'hôpital dès que la cicatrisation des accidents est obtenue et ne font jamais de traitement ultérieur pour consolider ce résultat. Comme ces individus sont très portés aux excès vénériens, ils répandent la syphilis avec une abondance qu'on ne peut s'imaginer.

Je ne partage pas l'avis de M. Petgés lorsqu'ils nous dit que les petites doses de 914 à la « Sicard » sont excellentes pour les sujets auxquels il s'adresse, c'est-à-dire pour le traitement des neuropathies chroniques.

Or, entre toutes les neuropathies chroniques, on voit surtout le tabès et la paralysie générale qui sont des syphilis nerveuses extrêmement virulentes et résistantes au traitement et chez lesquels la réaction de Bordet-Wassermann est absolument difficile à réduire. Il est incontestable que si l'on veut obtenir un résultat dans ces syphilis si virulentes, il est de toute nécessité d'employer des doses fortes réclamées par les syphilis de ce genre et répétées.

Il n'y a qu'un cas où les petites doses peuvent être utiles : c'est lorsqu'on se trouve en présence d'un tabès arrêté dans son évolution, lorsqu'il y a lieu de supposer que le tréponème est mort et qu'on se trouve seulement en présence de lésions cicatricielles. Dans ce cas, des petites doses répétées sont utiles, mais elles agissent non pas comme antisyphilitique, mais comme tonique général à la manière de l'arsenic.

Dans la genèse des accidents du 914, M. Petges accuse avant tout, de façon à sauvegarder la responsabilité du médecin, la fabrication du médicament, c'est-à-dire le fabricant. Ce procédé ne fait que déplacer la responsabilité et innocenter le médecin aux dépens du fabricant. Or, l'une ou l'autre personne sont dignes de confiance et quand, pendant la guerre, il y eut des lots d'ampoules mal fabriquées et toxiques, parce que le personnel habituel avait quitté les usines pour l'armée, les fabricants s'empressèrent de retirer de la circulation tous les lots d'ampoules mal préparées sans s'occuper du préjudice matériel et même moral que ce retrait pouvait leur occasionner. Il faut dire que, depuis ces événements, la fabrication du 606 et du 914 a retrouvé sa perfection d'autrefois, et qu'il n'existe plus de lots d'ampoules toxiques.

Le principal et unique responsable des accidents, c'est le malade taré, dont le système endocrino-sympathique ou les viscères essentiels sont atteints d'insuffisance dont l'existence est souvent difficile à mettre en évidence.

M. Petges nous a dit enfin, qu'il avait pu permettre le mariage à un homme qui avait un Bordet-Wassermann très positif et qu'il n'avait pas eu à s'en repentir. C'est là une chance tout à fait exceptionnelle. Il est certain que si le Wassermann positif était en rapport avec un accident syphilitique de la peau, par exemple, la procréation d'enfants sains était possible puisque les organes de la génération étaient indemnes. Mais il serait extrêmement dangereux de généraliser une semblable pratique, car qui dit Wassermann positif, dit syphilitique non guéri, capable dès lors de contaminer un jour sa femme et sa descendance.

M. Petges. — Je souligne que je ne préconise pas le mariage chez le syphilitique récent ou insuffisamment traité, dont la R. W.

est positive, mais chez ces malades syphilitiques anciens, intensivement et longuement traités et qui, malgré cette double épreuve du temps et du traitement, présentent les R.W. + ou ++ ou +++ que rien ne peut « décrocher ». Dans ces cas, il importe de traiter sérieusement la femme en gestation.

Quant au rôle du malade en matière d'accidents arsénobenzolés et de l'idiosyncrasie il est de toute évidence, et dans la genèse des accidents représentée par l'équation « malade + médicament + médecin », les termes « malade et médicament » sont les plus importants.

M. Carle. — Au sujet des indications du traitement de la mère, et des précautions à prendre pour la révélation de la maladie du père, je voudrais préciser ma pensée, qui a été rapportée, sous forme aimablement critique, dans divers passages des rapports des Professeurs Spillmann et Petges. Ne croyez pas qu'une pudeur, un peu déplacée en cette affaire, soit la raison de ces précautions, mais je persiste à croire que l'aveu et le traitement ont leurs indications nettes, en dehors desquelles l'un et l'autre peuvent être inutiles, donc dangereux.

Pour l'examen, j'admets volontiers que l'aveu, fait de préférence par le mari, comme l'a conseillé Milian, est la meilleure conduite à tenir, lorsqu'il s'agit d'une contamination récente, surtout en cours du mariage. Tout en est facilité, prophylaxie et traitement. Mais plaçons-nous en présence du cas le plus fréquent : celui d'un mari syphilitique que vous aurez traité six, huit ou dix ans auparavant. Vous avez été pour lui, non seulement le médecin, mais aussi le consolateur, l'ami, au cours des premières angoisses. Il a régulièrement suivi son traitement jusqu'à la veille du mariage. Il a le droit de se croire à l'abri. Et voici que, quelques mois après, il vient vous annoncer tout joyeux, un début de grossesse. Alors, à ce moment, vous allez lui dire qu'il doit révéler à sa femme le secret si bien gardé jusque-là ! Je dis que vous n'en avez pas le droit. Malgré la différence certaine des mentalités depuis vingt ans, vous risquez de toucher sérieusement au sentiment affectif, qui est le bien le plus sûr entre les époux. Et vous créez pour l'avenir, je l'ai vu bien souvent, une phobique qui, au moindre malaise, se croira atteinte et empoisonnera la vie de son époux, et la vôtre par surcroît.

C'est dans ces cas que je conseille les plus prudentes investigations. Un début de grossesse s'accompagne presque toujours

de pertes, prurit, céphalées, éruptions. qui peuvent être autant
de prétextes à un examen bien complet, clinique et sérologique,
renouvelé aussi souvent que vous le jugerez utile. De cet examen, de la surveillance exercée, dépendra ma conduite thérapeutique.

Si cet examen laisse planer le moindre doute, si vous appre-
nez la présence antérieure d'éruptions ou de symptômes suspects, si le B.-W. est douteux, instituez un traitement. Je vais
même plus loin : si les circonstances sont telles que votre surveillance ne puisse s'exercer facilement, si l'épouse, indifférente
ou peut-être avertie ne fait pas de difficultés, instituez encore le
traitement. Je répète une fois de plus qu'il s'agit d'un traitement
sérieux, injections intra-musculaires et intra-veineuses, et non
point des vagues pilules ou sirops, derrière lesquels on abritait
autrefois son abstention.

Mais si mon examen, clinique et sérologique, est nettement
négatif, si je puis exercer à mon gré la surveillance nécessaire,
je ne traite pas. Et ceci n'est pas une vue de l'esprit. Depuis
25 ans, en pareilles circonstances, je n'ai jamais traité les femmes de mes anciens syphilitiques. Les résultats se chiffrent par
quelques centaines d'enfants bien portants, dont je puis facilement suivre l'évolution dans le cercle étroit de notre grande
petite ville. Les uns sont à l'âge des jeux innocents, les autres
ont déjà une situation dans la société, et j'ai tous les intermé-
diaires. Je les ai revus à mon gré, et d'autres médecins les ont
vus, plus souvent que moi. Je renouvelle l'affirmation solen-
nelle, déjà émise dans mon rapport, que rien ne les distingue
d'autres enfants bien portants et dépourvus d'hérédité pathologique.

Dès le début de ma carrière, j'ai été guidé dans cette abstention par deux principes, que je ne fais que rappeler ici :
d'abord cette notion, que l'épreuve du temps a solidement an-
crée dans mon esprit, de l'infime rareté de l'hérédité purement
paternelle, si même elle existe, au moins comme hérédité spi-
rillaire. Ensuite, cette seconde notion que la syphilis concep-
tionnelle n'existe pas, telle qu'elle fût présentée si longtemps
sous forme de loi. De plus en plus, il est admis que le foetus
syphilitique est engendré par une mère syphilitique, et que
celle-ci a été contaminée par son mari. Je ne veux pas reprendre
la longue plaidoirie que j'ai entamée sur ce sujet depuis 1906,
mais j'ai été heureux d'entendre la confirmation de ce fait, tout

à l'heure, dans une bouche aussi autorisée que celle de Milian. Les exceptions encore publiées aujourd'hui sont assez hypothétiques et assez rares pour que l'on puisse considérer cette loi comme abrogée.

M. le Dr Poirier (Anvers).

Le gouvernement belge a pour habitude de consulter tous les ans la Société belge de Dermatologie au sujet des médicaments à prescrire pour le traitement de la syphilis dans les dispensaires gratuits.

Il fait faire, par un chimiste du gouvernement, une analyse biologique et chimique des arsénobenzènes et sont seuls admis à être prescrits ceux qui sont trouvés bons lors de cet examen.

Les médecins sont donc avisés qu'ils peuvent prescrire telle ou telle marque. Si une sorte de salvarsan est trouvée mauvaise, on en défend la prescription quitte après amélioration du produit, constatée par l'analyse, de réautoriser l'emploi.

Le néosalvarsan allemand, que le gouvernement reçoit d'après les clauses du traité de Versailles, à titre de récupération, est le plus en usage, ce produit étant peu sujet à varier, et sa composition chimique étant identique. Dans mon service de l'hôpital Sainte-Élisabeth, où je traite un grand nombre de syphilitiques, c'est celui qui m'est fourni et les crises nitritoïves et autres accidents sont absolument exceptionnels.

Il est bien entendu que le médecin praticien peut prescrire la marque qu'il préfère. Le pharmacien fournira ce produit, mais presque toujours il fournit le produit vérifié et porteur de l'étiquette de contrôle. Donc, on peut dire que le gouvernement joue le rôle du grossiste achetant le produit, le vérifiant, le distribuant gratuitement là où il y a lieu, ou le revendant aux pharmaciens.

M. le Pr Couvelaire.

La véritable prophylaxie de la transmission héréditaire de la syphilis, c'est le traitement de la syphilis institué dès que se manifeste le premier symptôme de l'infection tréponémique et poursuivi autant qu'il est nécessaire avant le mariage et la procréation.

Ce traitement n'est malheureusement pas encore toujours institué et suivi avec la rigueur nécessaire. Les cas dans lesquels on peut, avec Carle, se dispenser du traitement pendant la gestation ne sont pas encore les plus fréquents et nous en sommes trop souvent réduits à instituer le traitement transplacentaire du fœtus.

Ce traitement ne suffit pas toujours à protéger le fœtus. S'il permet la naissance d'enfants vivants, il ne dispense pas de poursuivre sur le nouveau-né et le nourrisson le traitement nécessaire pendant la gestation. Les observations de mon service, qui ont servi de base au rapport de Lévy-Solal, le prouvent surabondamment.

Il ne faut d'ailleurs pas être trop confiant dans l'atténuation de l'action meurtrière de la syphilis qu'apporte le temps. Il nous est arrivé, plus souvent dans les cas de syphilis ancienne acquise ou héréditaire que dans les cas de syphilis jeune, d'observer l'échec du traitement même intensif par les arsenicaux.

Le traitement dont nous avons étudié les effets a été depuis 1919 le traitement par injections intra-veineuses de néosalvarsan. Je n'insisterai pas sur les très beaux résultats que vous a indiqué Lévy-Solal. Je ferai simplement remarquer que, sur plus de dix mille injections, nous n'avons pas observé d'avortement. Le risque sur lequel Gougerot nous a mis en garde nous paraît donc minime et pratiquement négligeable.

Par contre, il y a trois ans, nous avons observé pour les mères trois cas d'intoxication grave dont deux mortels : femmes ramenées tardivement à l'hôpital, dans le coma, deux jours après une injection de 0,30 et 0,40 de 914 (la troisième de la série). L'absence de soins et la qualité du médicament employé à ce moment-là nous paraissent devoir être incriminées.

Je désire enfin revenir encore sur l'utilité des dispensaires antisyphilitiques rattachés aux maternités et aux œuvres de puériculture. En février 1919, grâce à la collaboration de Marcel Pinard, j'ai pu en instituer un en annexe de la Maternité Baudelocque dont je venais de prendre la direction. Depuis cette époque, je n'ai cessé de poursuivre une campagne active en faveur de ces organismes où la collaboration de l'accoucheur et du syphiligraphe permet de dépister et de traiter les syphilis familiales.

L'administration de l'Assistance publique à Paris, dirigée par M. Mourier, le service des maladies vénériennes au ministère de l'Hygiène, dirigé par M. Faivre, puis par M. Cavaillon, m'ont largement aidé et, à l'heure actuelle, le ministère de l'Hygiène subventionne 73 services de dépistage et de traitement de l'hérédo-syphilis annexés soit à des maternités, soit à des consultations prénatales, et 10 services départementaux au cabinet du médecin.

Je crois avoir fait œuvre utile en conviant mes collègues accoucheurs et syphiligraphes à faire tomber les cloisons qui séparent nos « spécialités » et à se réunir dans les Maternités. Le syphiligraphe seul, l'accoucheur seul ne feront jamais de bon travail scientifique et social que s'ils sont réunis et vous me permettez de rappeler que les premiers d'entre vous qui ont bien voulu me suivre et prouver dès leur premier contact l'utilité de cette collaboration ont été le syphiligraphe et l'accoucheur de Saint-Etienne, le Dr Laurent et le Dr Dujol.

Nous avons eu grand plaisir, le Dr Marcel Pinard et moi, à faire les honneurs du dispensaire de la maternité Baudelocque à un grand nombre de membres de cette conférence. Ils ont pu se rendre compte des ressources qui sont nécessaires pour son bon fonctionnement et du rôle qu'y jouent, à côté du personnel médical, les assistantes sociales. Sans elles, le rendement du dispensaire perdrait une grande partie de sa valeur.

M. Queyrat. — Il est entendu que, quel que soit le moment de la grossesse où la femme syphilitique enceinte vient consulter le médecin, celui-ci doit la traîter, mais si l'on veut exercer une action efficace sur la vitalité du fœtus, l'évolution à terme de la grossesse et la naissance d'un enfant sain, il faut commencer le traitement le plus tôt possible, *dès la première disparition des règles ;* un traitement qui est commencé après le troisième mois de la grossesse a toutes les mauvaises chances de ne pas donner de résultats satisfaisants.

M. L. Devraigne. — Je né puis que confirmer tout à fait l'opinion de M. Queyrat : il faut traiter la femme enceinte syphilitique dès le début de la gestation. Si le placenta, comme on le croyait jadis, remplissait au début un rôle de filtre comme l'a dit M. Jersild, on n'appellerait pas la syphilis la grande avorteuse, c'est-à-dire qui tue le fœtus avant six mois. Le traitement commençant au dernier trimestre doit être réservé aux cas de fortune ou plutôt d'infortune où le médecin n'a pas vu la femme enceinte antérieurement.

CONCLUSIONS VOTEES
SUR LA PROPOSITION DU BUREAU

Le mariage doit être formellement interdit aux syphilitiques pendant les phases actives de l'infection.

Les conditions requises pour qu'un sujet de l'un et l'autre sexe, entaché de syphilis soit acquise, soit même héréditaire, puisse contracter mariage sont les suivantes :

1° Un traitement prolongé dont la durée est variable, plus brève s'il est institué en période préhumorale, s'il a été intensif et bien suivi ; plus longue si le sujet était déjà en période sérologique positive, si le traitement a été insuffisant et mal suivi ;

2° Une période de surveillance clinique et sérologique d'une année environ, pendant laquelle aucun signe d'activité syphilitique n'aura été constaté. La réactivation et la ponction lombaire en seront les compléments nécessaires ;

3° Il est toujours prudent de conseiller au candidat au mariage qui réalise les conditions ci-dessus, une cure dans les mois qui précèdent le mariage.

Le conjoint du syphilitique autorisé à contracter mariage doit être soumis à une surveillance clinique et sérologique.

Si un homme marié contracte la syphilis, il doit être traité immédiatement d'une manière intensive non seulement dans son propre intérêt, mais aussi pour prévenir la contamination de la femme. Celle-ci doit être soumise à une étroite surveillance clinique et sérologique, la conception doit être différée et s'il survient une grossesse, la femme sera traitée durant toute sa gestation, alors même qu'elle n'aurait présenté aucun signe de syphilis.

L'enfant dès sa naissance, même s'il ne présente à un examen complet, aucun signe de syphilis sera soumis au traitement, conformément aux conclusions des rapports sur le traitement de la syphilis héréditaire du nourrisson.

SOMMAIRE. — *Communications :* 1° MM. LE LORIER et GALLIOT : *Dépistage obstétrical de la crypto-syphilis;* 2° Dr Léonard FINDLAY (Glascow): *Traitement de la femme enceinte dans la prophylaxie de la syphilis héréditaire;* 3° MM. Harold BOAS et GAMMELTOFT : *Traitement de la syphilis héréditaire pendant la grossesse avec étude particulière du sort ultérieur des enfants;* 4° MM. JERSILD et KRIST-JANSEN : *Le sort du fœtus d'une mère syphilitique traitée pendant la grossesse par le novarsénobenzol;* 5° Dr Charles LAURENT (Saint-Etienne) : *Traitement des femmes enceintes syphilitiques, résultats;* 6° MM. SCHWAAB et Roger JARDIN : *Malformations fœtales et traitement antisyphilitique;* 7° Pr DOHI (Tokio) : *Coup d'œil historique sur l'hérédo-syphilis et son traitement en Extrême-Orient.*
Résolutions et vœux proposés par MM. LEREDDE, SICARD DE PLAUZOLES, ICHOK, MILIAN, SPILLMANN, ROCAZ, PETGES et COUVELAIRE.
Proposition de M. le Pr EHLERS d'organiser une nouvelle conférence de langue française à Copenhague.

DEPISTAGE OBSTETRICAL
DE LA CRYPTO-SYPHILIS

par MM. LE LORIER et GALLIOT.

Dans le très intéressant rapport de M. Levy-Solal, le chapitre concernant le dépistage au cours de la grossesse des syphilis ignorées nous paraît particulièrement digne d'intérêt. Nous nous sommes depuis plusieurs années livrés à la recherche de ces formes occultes de la syphilis et c'est dans ce but, d'ailleurs, que nous faisons systématiquement une réaction de Bordet-Wassermann à toute femme en état de gestation.

Nous avons pu ainsi constater, comme M. Lévy-Solal, la grande fréquence des syphilis occultes. Pour les femmes traitées à la consultation spéciale, nous voyons qu'il y en a environ:

Quarante pour cent atteintes de syphilis *avérée* ancienne ou récente, traitée ou non ;

Soixante pour cent atteintes de syphilis *méconnue*.

Ces syphilis méconnues peuvent être groupées en trois classes différentes :

1° Femmes enceintes pour la première ou deuxième fois, présentant uniquement une réaction Bordet-Wassermann positive;

2° Femmes ayant un passé obstétrical chargé (avortement répétés, naissances d'enfants macérés, hydramnios, gros placenta, mort inexpliquée d'enfants en bas âge) avec réaction de Bordet-Wassermann positive ;

3° Femmes ayant un passé obstétrical chargé, avec réaction de Bordet-Wassermann négative.

C'est donc la pratique sytématique de la réaction de Bordet-Wassermann qui nous a permis de dépister la syphilis chez les femmes des deux premiers groupes.

Toutefois, le troisième groupe nous paraît le plus intéressant : si l'on examine l'histoire de ces femmes (ce sont les cas de syphilis de présomption de Lévy-Solal) on constate uniquement des troubles de la gestation sans qu'on puisse trouver aucune manifestation clinique ou sérologique de la syphilis.

La réaction de Bordet-Wassermann, négative lors du premier examen, le fut encore après réactivation. Ce groupe se compose pour nous de 28 femmes que nous avons depuis trois ans observées, tant dans les consultations hospitalières que dans notre clientèle particulière. Ces vingt-huit femmes avaient au moins fait chacune deux ou trois avortements, parfois cinq ou six.

D'office, nous avons mis ces femmes à un traitement antisyphilitique énergique dès le début de leur nouvelle grossesse, et chez vingt-sept d'entre elles nous avons obtenu, contrairement à l'évolution des grossesses précédentes, un enfant né à terme et paraissant exempt de toute tare.

Chez une seule de nos malades qui avait fait antérieurement quatre avortements, malgré l'énergique traitement mis en œuvre, un cinquième avortement survint au septième mois de la grossesse.

Nous avons cherché à obtenir des renseignements complémentaires auprès des conjoints de nos malades ; ce fut à peu près impossible dans les consultations hospitalières où le mari, occupé par son travail, ne consent pas souvent à se déranger. Par contre, dans notre clientèle particulière, il nous a été plus facile d'obtenir d'un mari l'aveu d'une syphilis ancienne plus ou moins bien soignée. Nous avons pu même dépister de cette façon une syphilis de deuxième génération: le mari d'une de nos malades, interrogé après que sa femme eut expulsé un macéré, nous déclara n'avoir jamais eu de rapports qu'avec sa femme, mais avoir perdu son père de tabès compliqué d'atrophie optique. La réaction de Bordet-Wassermann pratiquée chez six de ces hommes fut d'ailleurs négative.

Il est fort difficile de savoir ce qu'il serait advenu ultérieurement de l'infection syphilitique chez les femmes dont nous venons de parler, si l'infection avait été abandonnée à elle-même; toutefois, nous avons pu nous rendre compte par ailleurs de l'évolution possible de ces formes de la syphilis.

Il nous a été donné de voir et d'interroger dans notre clientèle particulière deux femmes, l'une de 70 ans passés (dont nous avons déjà raconté l'histoire par ailleurs), l'autre de 60 ans, qui présentèrent, à plusieurs reprises, un certain nombre d'avortements et dont les maris avouèrent avoir eu la syphilis.

Ces deux femmes, quoiqu'arrivées à un âge avancé, n'ont jamais présenté la moindre affection qui puisse se rattacher de près ou de loin à la syphilis. Elles sont actuellement en excellente santé, et nous avons pu pratiquer chez la plus jeune des deux une réaction de Bordet-Wassermann qui fut totalement négative.

Il est fort probable que chez les autres femmes dont nous parlions précédemment, tout se serait passé de la même façon.

Voici donc un ensemble de faits intéressants que nous pouvons grouper ainsi :

Mari le plus souvent syphilitique ancien ou hérédo, sans accident, paraissant avoir subi un traitement insuffisant.

Femme n'ayant jamais présenté le moindre accident syphilitique, et ceci pendant plusieurs années de mariage (10 à 15 ans).

Troubles de la gestation répétés.

Naissance d'un enfant bien portant et à terme dès que le traitement anti-syphilitique est mis en œuvre, d'où il nous paraît logique de conclure que les avortements précédents étaient dus au tréponème.

Il est particulièrement intéressant de souligner le curieux contraste qui existe entre la virulence apparente de la syphilis ovulaire si désastreuse pour le fœtus et l'incroyable bénignité de la même syphilis pour la mère qui, dans la plupart des cas, n'en paraît subir aucun dommage au cours de son existence. En présence de ces faits, et en se rappelant la loi de Baumes-Colles, il est bien difficile de ne pas penser à une immunisation maternelle contre le tréponème.

Il s'agirait d'une syphilis localisée à l'œuf avec intégrité totale de l'organisme maternel, opinion déjà soutenue il y a longtemps par Diday, Swediaur, Bertin.

Dans ce cas, *tout se passe* comme si l'infection était venue avec le sperme du père, soit, comme le veut Marcel Pinard, que le tréponème accompagne le spermatozoïde, soit qu'il soit inclus dans le spermatozoïde sous une forme autre que celle que nous connaissons (hypothèse de Mac Donagh).

Cette infection resterait localisée à l'œuf et laisserait indemne la mère qui ne serait elle-même jamais contaminée et peut-être même vaccinée. Cette hypothèse très plausible, n'est peut-être pas d'ailleurs la seule explication possible.

Nous voyons donc là tout l'intérêt qu'il peut y avoir, au point de vue de la syphilis en général, à rechercher au moment de la parturition la possibilité d'une infection par le tréponème.

Le problème des syphilis occultes est vaste et il nous semble qu'on peut lever un petit coin du voile à la faveur de la grossesse.

TRAITEMENT PROPHYLACTIQUE
DE LA SYPHILIS HEREDITAIRE

par M. Léonard FINDLAY (de Glasgow).

Je suis très heureux de profiter de cette occasion pour rendre hommage à la médecine française. Il n'y a pas de doute que le grand succès du traitement prophylactique de la syphilis congénitale est entièrement dû à l'exemple des grands maîtres français, MM. les docteurs Couvelaire, Sauvage, Fabre, Bourret et Galliot.

Dans le temps limité à ma disposition, il ne m'est possible de toucher qu'à un aspect de la prophylaxie de la syphilis congénitale. Heureusement, le sujet a déjà été traité magistralement par MM. les docteurs Milian, Lévy-Solal et Spillmann. En conséquence, je limiterai mes remarques à l'aspect de la syphilis sur laquelle j'ai quelque expérience personnelle, à savoir le traitement de la mère syphilitique.

Je suis tout à fait d'accord avec M. le docteur Milian que la seule vraie prophylaxie de la syphilis congénitale est le traitement parfait de la syphilis acquise et l'interdiction de se marier, avant qu'une cure probable ne soit accomplie. Malheureusement ce n'est pas toujours possible, peut-être par suite d'accident, ou de trop d'optimisme et peut-être aussi avons-nous une vie potentielle dans un milieu infecté dans lequel il y a certitude de contracter la maladie. C'est la situation dans laquelle le pédiatre se trouve souvent. Dans ce cas, il est nécessaire de faire tout ce qui est possible avant la naissance d'un autre enfant, parce qu'une cure après la naissance est le plus souvent tout à fait inutile. Il se peut que l'on fasse disparaître les symptômes, mais faire disparaître radicalement tous les spirochètes de l'organisme n'est que trop souvent impossible. Il est tout à fait inutile de remarquer à ce sujet qu'en attendant après la naissance, la perte de vie potentielle due aux avortements et aux enfants mort-nés continue, et toute méthode qui permet cela, assurément, est loin d'être la méthode idéale.

Aussitôt qu'on a diagnostiqué la syphilis, il est impératif d'instituer le traitement immédiatement, mais je suis d'avis que, dans le cas de la mère syphilitique, la période par excellence pour agir est celle de la grossesse. Je crois que le danger qui menace le résultat de la conception vient de la situation des spirochètes dans l'endometrium et de leur prolifération pendant la grossesse dans le terrain favorable des decidua. Mais comme la croissance des decidua forme un danger spécial pour le fœtus, l'extrême vascularité du même tissu le rend éminemment propre à l'action de la médication arséno-benzol-spirochèticide. Il est probablement prudent de soumettre la **mère à** un traitement de mercure et d'arsenic, qu'elle soit enceinte ou non, mais pour assurer l'efficacité du traitement pendant la grossesse, à moins qu'on n'y soit pris trop tard, il n'est pas nécessaire, il serait même imprudent, de le prolonger, si elle n'est pas enceinte. Pour l'enfant, peu importe si quelques spirochètes sont enfermés dans un os ou dans le cerveau de la mère, mais ce qui importe en réalité est la présence de spirochètes dans l'endometrium et les decidua et, comme je l'ai dit déjà, c'est pendant la grossesse que les conditions anatomiques favorisent nos efforts pour leur destruction.

Le traitement pré-natal que l'on pourrait appeler prophylactique de la syphilis congénitale, c'est-à-dire le traitement de la mère enceinte, n'est pas une nouveauté, mais ce n'est que depuis l'introduction des remèdes d'arsenic que ses grands bienfaits, si on s'y est pris dès la première moitié de la grossesse, ont été révélés. On peut les résumer dans les trois phrases suivantes :

1° La conception arrive à terme et on évite ainsi tous les avortements et les enfants mort-nés ;

2° l'enfant naît presque certainement exempt de syphilis ;

3° la femme, sans autre traitement, continue à avoir des enfants sains.

J'ai constaté que cinquante femmes enceintes et syphilitiques que j'avais traitées à l'Hôpital pour Enfants, à Glasgow, avaient toutes, sauf trois, eu des enfants vivants et apparemment non syphilitiques. Dans un cas, un enfant nettement syphilitique naquit, mais le traitement de la mère n'avait été commencé que dans les deux dernières semaines de la grossesse; dans les deux autres cas, les enfants étaient mort-nés, mais l'accouchement était laborieux. Chez certains enfants, une réaction Wassermann positive était obtenue à la naissance mais, dans les quelques semaines suivantes, elle devenait négative, et aucun des enfants né présenta jamais des symptômes de la maladie. Il faut se rappeler qu'une réaction Wassermann positive, dans les premières semaines de la vie, ne signifie pas nécessairement la syphilis, c'est-à-dire la présence des spirochètes. Fréquemment, elle signifie simplement la présence de toxines, ou quoi que ce soit qui cause la réaction Wassermann, dans l'organisme de l'enfant, par leur passage de la mère à l'enfant, et celles-ci naturellement peu à peu s'élimineront. On voit la grande économie causée par cette méthode de traitement par une analyse de vingt-et-une familles, avant et après le traitement. Avant le traitement, il y avait eu 90 grossesses avec 34 morts et 28 exemples nets de syphilis, tandis que, après le traitement, il y eut 38 grossesses avec une mort seulement, due à un accouchemnt difficile, et trois enfants chez qui la réaction Wassermann ne fut positive que pendant les premières semaines — dans aucun cas, pas un de ces 38 enfants ne présenta aucun symptôme de la maladie.

Autrefois, je pensais que ces enfants nés avec une réaction Wasermann négative, resteraient sans exception sains. Mais aujourd'hui, je suis incliné à être moins dogmatique, quoique je considère comme tout à fait peu probable le développement de cette maladie. Bien que j'aie suivi certains enfants pendant une période de dix ans, je n'ai jamais vu des symptômes de la maladie se développer. Mais chez deux enfants, j'ai vu la réaction négative Wassermann devenir positive, pour une courte période, et redevenir négative ensuite : d'où mon doute.

En conclusion, j'aimerais indiquer que le traitement est facile à suivre et que, si les précautions nécessaires sont prises, il n'y aura pas de conséquences défavorables. D'après mon expérience, les femmes ont presque toujours exprimé le sentiment qu'elles se trouvaient mieux pendant cette grossesse que pendant les précédentes. Mon habitude est de donner Iodure de Potassium et Hg par la bouche ou ce dernier par la friction, pendant toute la durée de la grossesse et d'administrer de 4 à 6 injections de novarsénobenzol à intervalles d'une semaine. J'ai trouvé que ce système réussissait, du moins dans la grande majorité des cas. Je désapprouve un traitement trop prolongé, non seulement parce qu'il est inutile, mais parce qu'il est tout à fait démoralisant pour la malade et pourrait susciter en elle la révolte contre la continuation de son emploi et un manque de foi en son utilité.

TRAITEMENT DE LA SYPHILIS
PENDANT LA GROSSESSE

AVEC ÉTUDE PARTICULIÈRE DU SORT ULTÉRIEUR
DES ENFANTS. RECHERCHES CONTINUÉES

par Harold Boas et S. A. Gammeltoft.

La plupart des chiffres du tableau ci-joint proviennent de la Maternité de Copenhague, le reste, de notre clientèle privée et policlinicienne.

TRAITEMENT DE LA MALADIE CHEZ LA MÈRE	NOMBRE DE CAS	ENFANTS SYPHILITIQUES	ENFANTS SAINS
Syphilis non traitée	201	194	7
Mercure avant la grossesse...... Pas de traitem. pendant la gros.	87	78	9
Salvarsan avant la grossesse..... pas de traitem. pendant la gross.	15	12	3
Mercure pendant la grossesse...	111	80	31
Salvarsan pendant la grossesse.:	98	19	79
Salvarsan avant la grossesse..... Mercure pendant la grossesse. ...	26	7	19
Salvarsan avant la grossesse. .... Salvarsan pendant la grossesse..	7	1	6
TOTAL........	545		

Il faut remarquer que tous les enfants indiqués sains ont été observés cliniquement et sérologiquement pendant les premiers six mois de leur vie, la plupart au delà de cette époque, jusqu'à la quinzième année.

Conclusions :

1° Une mère non traitée accouche presque sans exception d'un enfant syphilitique. Parmi 201 enfants, 7 (3,5 o/o) seulement sont restés sains, tandis que 194 (96,5 o/o) ont eu la syphilis. Parmi les 194 hérédo-syphilitiques, nous avons observé 31 sans symptômes (cliniques et sérologiques) au moment de l'accouchément. Ils sont tous devenus syphilitiques plus tard; 25 au cours des trois premiers mois, 4 pendant le quatrième mois et 2 même à l'âge de 5 mois. Par conséquent, une période d'observation, inférieure aux 6 mois, ne suffit pas pour déclarer sain un enfant d'une mère syphilitique.

2° Un traitement mercuriel ainsi qu'un traitement arsenical avant la grossesse n'a pas de valeur réelle, vu que les mères en question ont mis au monde un nombre d'enfants syphilitiques de beaucoup plus élevé que d'enfants sains. Même un traitement mixte absolument intensif avant la grossesse a donné des enfants syphilitiques. Non plus le traitement pur mercuriel pendant la grossesse suffit (80 enfants syphilitiques — 31 enfants sains).

3° En regardant le résultat du traitement au Salvarsan pendant la grossesse, les chiffres s'inversent. Parmi 98 enfants, nous avons noté 79 enfants sains et 19 enfants syphilitiques. On doit donc dire d'une manière absolue, d'après ce résultat, que *le médecin qui néglige de traiter par le Salvarsan une femme enceinte encourt une grave responsabilité*. Comme Couvelaire, nous n'avons jamais noté comme complication de notre traitement au Salvarsan ces accidents de chocs suivis d'avortement, observés par Gougerot et Merklen, Wolf et Neel.

Sans égard à l'âge de la maladie, une femme enceinte syphilique doit toujours être soumise au traitement au Salvarsan, à cause des exceptions assez fréquentes de la loi de Diday-Kassowitz (diminution spontanée de l'intensité de la transmissibilité de la maladie au fœtus). Personnellement, nous avons observé que la maladie a été transmise au fœtus 16, 17, 19 et 20 ans après l'infection de la mère. Nous insistons aussi sur le traitement d'une mère contaminée après la conception, vu les cas observés de transmission d'une syphilis maternelle, âgée seulement de 7 semaines.

Une femme qui a subi une cure régulière pendant le cours des premières années de sa maladie doit toujours se soumettre au traitement, en cas de grossesse ultérieure. Nous avons observé plusieurs fois une syphilis congénitale chez l'enfant, parce que la mère, antérieurement bien soignée, n'a pas jugé nécessaire un renouvellement du traitement antisyphilitique pendant la grossesse.

Une réaction négative de Bordet-Wassermann ne donne pas une garantie suffisante. Plusieurs exemples, nous montrent qu'une femme constamment négative pendant le cours entier de la grossesse a accouché d'un enfant hérédo-syphilitique.

Une femme syphilitique enceinte doit se soumettre au traitement au Salvarsan, sans égard : 1° à l'âge de la maladie, 2° au traitement antérieur, 3° au résultat de la réaction de Bordet-Wassermann.

SUR LE SORT DU FŒTUS
D'UNE MERE SYPHILITIQUE

TRAITEE PENDANT LA GROSSESSE
PAR LE NOVARSENOBENZOL

*Communication de l'hôpital Rudolph Bergh (Copenhague)
sur 100 grossesses*

par O. JERSILD, médecin en chef de l'hôpital Rudolph Bergh,
et A. KRISTJANSEN, *interne.*

A la policlinique de l'hôpital Rud. Bergh, à Copenhague, nous avons eu l'occasion de suivre, pendant les années de 1921-1925, le cours de 100 grossesses chez 88 femmes syphilitiques, soumises au traitement antisyphilitique pendant leur grossesse ; 12 de ces femmes ont accouché deux fois pendant la période indiquée. Il n'y a pas eu de grossesse gémellaire.

L'infection syphilitique datait du commencement de la grossesse ou de l'époque postconceptionnelle chez 22 d'entre elles. 40 ont contracté leur syphilis au cours des deux ans qui précédaient la grossesse. Chez le reste, il s'agissait d'une contamination plus reculée (jusqu'à 10 ans). Chez trois femmes la syphilis était héréditaire.

Chez 34 femmes enceintes, la réaction de B.-W. était positive. 27 de ces femmes montraient aussi des symptômes cliniques. Dans 25 cas, la réaction positive est devenue négative avant l'accouchement.

Dans 76 cas, la femme enceinte avait reçu un traitement antisyphilitique avant celui institué au cours de la grossesse.

Dans 24 cas, la cure de la grossesse était le premier traitement antisyphilitique institué.

Nous avons traité toutes nos femmes enceintes par le novarsénobenzol combiné avec mercure ou bismuth chez 77, seul chez 23.

La dose moyenne de novarsénobenzol a été, par grossesse, de 5 gr. (en 8-10 injections). La dose totale la plus élevée a été de 11 gr., mais nous avons institué, bien entendu, un traitement individualisé suivant le cas.

Chez 20 femmes, le traitement n'a été institué qu'après la moitié de la grossesse.

Comme complications du traitement arsenical, nous avons noté : trois fois une jaunisse passagère et une fois une dermatite légère. Chez une des femmes hérédo-syphilitiques, nous avons vu, après chaque injection de novarsénobenzol, des vomissements, de l'œdème et de l'albuminurie.

Des 100 grossesses, 4 se terminèrent par avortement, respectivement au 2ᵉ, 5ᵉ, 6ᵉ et 8ᵉ mois. Quant au premier avortement (au 2ᵉ mois), il s'agissait d'une fausse couche provoquée. Dans le second cas, le fœtus, âgé de 5 mois, ne présentait aucun symptôme syphilitique et la réaction de B.-W. du sang du cordon ombilical était négative. Quant au 3ᵉ cas, nous ne possédons pas de renseignements. Le fœtus de 8 mois présentait des signes de macération. La mère était l'hérédo-syphilitique déjà mentionnée, dont le traitement fut suspendu à cause de l'albuminurie, etc. Elle avait la réaction de B.-W. négative depuis l'enfance, et elle l'a également toujours après l'accouchement. Nous pensons que cette fausse-couche est due à la néphrite et à l'état débile général de la malade.

Un enfant mourut d'asphyxie intra-utérine pendant l'accouchement; un autre, venu à terme à la Maternité de Copenhague, était mort-né sans symptômes cliniques. La réaction de B-W était négative.

Des 94 enfants vivants, 7 moururent au cours des premiers 5 mois (3 de pneumonie, 1 de pemphigus des nouveau-nés, 1 d'une invagination intestinale, 1 de « convulsions internes », 1 est mort subitement sans cause de décès assignable; dans ce cas, l'autopsie, exécutée à l'Institut médico-légal, ne montrait aucun signe de syphilis héréditaire. La réaction de B-W avait été négative une ou plusieurs fois chez tous les enfants morts.

Nous avons suivi les 87 enfants vivants pendant six mois au moins, et chaque enfant a été soumis aux épreuves sérologiques répétées. Nous n'avons jamais constaté ni de symptômes cliniques, ni de réaction positive de B-W chez ces enfants. On est en droit de les considérer comme sains.

Le pronostic fatal du fœtus d'une femme syphilitique enceinte non traitée est bien connu. Comme illustration ultérieure, nous pouvons citer les chiffres suivants pris au cours de nos observations: A cause d'une omission de traitement pendant une grossesse antérieure, 19 de nos malades avaient accouché d'un enfant hérédo-syphilitique, et dans 14 de ces cas les deux grossesses n'étaient pas espacées de deux ans. Nous savons aussi tique un an et demi après l'accouchement de l'enfant sain. Dans ces deux cas, la malade, comptant sur sa guérison, avait omis de se faire soigner.

Il reste à savoir à quelle époque de la grossesse il faut commencer le traitement arsenical de la femme syphilitique pour obtenir un enfant sain. Cette question est d'un certain intérêt pour ceux qui ne regardent pas les préparations arsenicales comme indifférentes, surtout pendant la grossesse, et qui pensent que la médication idéale n'est pas celle des doses intensives et répétées, mais celle de la dose la plus minime suffisante pour obtenir un bon résultat. Pour élucider cette question, j'ai choisi parmi les femmes traitées après la moitié de la grossesse douze cas prédestinés, pour ainsi dire, à une issue fatale par:

1) l'âge de leur infection (1/2-3/4-1 an avant l'accouchement);

2) des manifestations cliniques et sérologiques pendant la grossesse;

3) un manque absolu de traitement antérieur.

Toutes ces femmes ont accouché d'un enfant sain, observé — comme les autres — au moins six mois. De ces femmes, six ont reçu leur traitement seulement pendant les trois derniers mois de la grossesse. On peut donc obtenir un résultat satisfaisant en limitant le traitement à la dernière moitié de la grossesse, mais, si on l'obtiendra toujours, voilà une question encore ouverte, et qui exigera un nombre d'observations considérable. Nos recherches ultérieures se dirigeront vers ce point.

Pour porter un jugement juste sur nos résultats, il faut les comparer aux chiffres analogues provenant de l'observation de femmes non syphilitiques.

Bishop Harman a suivi 1.000 grossesses provenant de 150 familles non syphilitiques.

Dans le tableau ci-joint, les résultats de Bishop Harman (réduits à 100) sont opposés aux nôtres.

	Nombre de grossesses	Avortements et enfants mort-nés	Enfants vivants morts au cours des prem. mois	sains
Hôp. Rud. Bergh..	100	6 (4+2)	7	87
Bishop Harman ...	100	9	11	80

Les chiffres de l'hôpital Rud. Bergh, égaux, ou même supérieurs à ceux de Bishop Harman, permettent la conclusion suivante:

Le novarsénobenzol administré pendant la grossesse rend les chances d'avenir du fœtus d'une mère syphilitique égales à celles du fœtus d'une mère non syphilitique.

TRAITEMENT DES FEMMES ENCEINTES SYPHILITIQUES — RESULTATS

Par le Dr Ch. LAURENT, médecin des Hôpitaux
de Saint-Etienne.

Nous avons, en collaboration avec le Dr Dujol, soigné soixante-six femmes enceintes atteintes de syphilis. Ces 66 femmes ont été exclusivement soignées par les injections intraveineuses de novarsénobenzènes, à l'exclusion de tout autre médicament. La grande majorité a reçu plusieurs séries d'injections intraveineuses. Ces séries comprennent sept ou huit injections. Les doses ont été progressivement de o.15 à o.90. Elles ont été toujours bien tolérées. Nous n'avons encore jamais observé d'accidents graves chez les femmes enceintes. Nous n'avons jamais pu constater d'avortement dû à l'emploi du médicament.

Ces soixante-six femmes avaient eu dans leur passé un triste bilan au point de vue de la natalité. Le voici:

Enfants vivants (en apparence sains)	27
Prématurés débiles	8
Enfants mort-nés	41
Fœtus macérés	23
Fausses couches	44

soit une mortalité générale de *soixante-quinze pour cent*, puisque, pour 35 enfants vivants, on ne compte pas moins de cent huit morts.

Mises au traitement, nous le répétons exclusivement aux injections intraveineuses de 914 (novarsénobenzol ou rhodarsan); voici depuis quatre années le bilan de leur natalité:

Enfants vivants (en apparence sains)	70
Mort-nés	4
Macérés	0
Fausses couches	6

soit une mortalité de *douze pour cent*.

Le résultat ne saurait être plus brillant, car des quatre enfants morts, l'un est mort au cours d'un accouchement avec présentation du siège et procidence du cordon, le deuxième au cours d'une présentation de l'épaule avec procidence du cordon, le troisième, très chétif, est mort peu après une opération césarienne. Le dernier seul est mort de syphilis, mais sa mère n'avait reçu qu'un traitement fort irrégulier et une seule série d'injections pendant la grossesse.

Toutes les fausses couches sont survenues chez des femmes insuffisamment traitées ou venues trop tardivement à la consultation. Une seule fausse couche est survenue chez une femme convenablement traitée depuis trois ans, mais qui ne fut pas régulièrement traitée pendant sa grossesse. Elle ne reçut pendant cette période que trois injections.

L'ensemble de ces résultats montre le rôle important de la lutte antisyphilitique dans les maternités suivant le système réalisé par M. le professeur Couvelaire. Ce traitement de la femme enceinte syphilisée transforme la mortalité infantile qui passe de soixante-quinze pour cent à douze pour cent sous l'influence du traitement spécifique.

N'a-t-on pas l'impression que les femmes récemment syphilisées, avec roséole par exemple, ont plus facilement des enfants vivants que les anciennes syphilitiques n'ayant pas d'accidents?

M. le Pr COUVELAIRE.

Nous avons constaté que si des femmes atteintes de syphilis récente et recevant un traitement pendant la gestation donnaient naissance à des enfants vivants et ne présentant aucun signe d'hérédo-syphilis, il n'en était pas toujours de même pour certaines femmes atteintes de syphilis ancienne.

Ces faits ont d'ailleurs été exposés par M. Lévy-Solal dans son rapport.

M. Jeanselme, en 1911, a réuni déjà des cas de femmes enceintes syphilisées traitées par le sarvarsan.

Ces femmes accouchent toutes sans exception d'un enfant vivant (sur 14 femmes, 14 accouchements). A ce moment, on considérait le novarsénobenzol comme un abortif, parce que certains médecins employaient d'emblée une dose de 90.

MALFORMATIONS FŒTALES
ET TRAITEMENT ANTISYPHILITIQUE

par MM. A. Schwaab et Roger Jardin.

Nous avons l'honneur de rapporter à la conférence de la syphilis héréditaire l'observation d'une femme qui, accouchée dans trois grossesses successives d'enfants présentant des malformations identiques, a donné naissance, lors d'une quatrième grossesse, à un enfant bien constitué et sain d'apparence, après avoir suivi pendant cette dernière gestation un traitement antisyphilitique énergique, bien que la syphilis ne fût démontrée ni chez elle, ni chez son mari.

Mme G... accouche une première fois à la maternité de l'hôpital Rothschild, le 31 mai 1921, d'un enfant mort-né du sexe féminin, pesant 2.600 grammes et présentant une méningocèle et deux reins polykystiques. Le placenta pesait 580 grammes; la réaction de B-W., pratiquée chez le père et chez la mère, est négative.

Le 24 avril 1922, nouvel accouchement au terme de huit mois et demi, et naissance d'un garçon pesant 2.650 grammes, qui présente les mêmes malformations que l'enfant précédent, et ne vit pas. Le poids du placenta est de 500 grammes. Les réactions de B-W. et de Levaditi faites chez les parents sont négatives. La malade a suivi pendant cette grossesse un traitement antispécifique par voie buccale, mais traitement très insuffisant.

En mai 1923, cette femme accouche à nouveau dans le service, après avoir été traitée de façon très irrégulière par des injections de biiodure de mercure et met au monde un troisième enfant mort-né, du sexe masculin, pesant 2.730 grammes, dont les malformations sont identiques à celles des deux premiers.

Un examen histologique des malformations successives présentées par ces trois enfants a été fait par MM. Walther et Lelièvre, et communiqué à la Société d'Obstétrique et de Gynécologie de Paris, dans sa séance du 10 décembre 1923, et à la Société anatomique en janvier 1924. Ces auteurs, après avoir étudié les particularités histologiques des lésions polykystiques rénales, les retrouvent à peu près semblables dans les trois cas (existence de micro-kystes, présence de lésions du stroma conjonctif, existence dans la capsule du rein de résidus Wolfiens et de nodules cartilagineux, infiltration lymphocytaire diffuse). Et dans leurs conclusions en faveur de la théorie dysembryoplastique, ils émettent l'hypothèse d'une lésion primitive du germe.

L'examen clinique des géniteurs, poussé du côté d'une syphilis acquise ou d'une hérédo-syphilis, demeure négatif, ainsi du reste que toute réaction sérologique. L'enquête familiale faite chez les ascendants ne donne pas de renseignements probants en faveur d'une syphilis de seconde ou de troisième génération. Cependant, dès le début de sa quatrième grossesse, la femme G... est mise en traitement par le 914; début à 0,15 cg. avec progression croissante jusqu'à 0,90, dose atteinte et répétée plusieurs fois à la fin de chaque série. Elle reçoit ainsi trois séries d'injections pour atteindre à la fin de sa grossesse *la dose totale de 14 gr. 80 de novarsénobenzol.* Le 1ᵉʳ août 1924, elle accouche d'un enfant vivant, du sexe masculin, pesant 4.000 grammes et bien constitué. Le placenta pesait 600 grammes.

Cette observation nous a paru intéressante à rapporter par l'importance qu'elle donne à la recherche de la syphilis occulte dans l'apparition des malformations fœtales et par la valeur prophylactique du traitement antispécifique appliqué dans ce cas.

Il est certain que la syphilis ne saurait être toujours la seule coupable en présence des monstruosités. Le professeur Fournier a bien montré que les dystrophies que réalise l'hérédo-syphilis ont leurs analogues dans celles que peuvent également faire naître les intoxications tuberculeuse, alcoolique ou saturnine. Mais la syphilis *dystrophiante* est parmi les causes tératogènes celle que l'on doit rechercher systématiquement et que l'on trouve le plus fréquemment. Souvent l'examen clinique ne révélera rien chez les géniteurs, et l'enquête familiale ne fournira que des arguments de présomption en faveur d'une syphilis de seconde ou de troisième génération. Dans notre observation, la combinaison trois fois répétée de deux malformations identiques chez des enfants nés des mêmes procréateurs nous porte à croire, en l'absence de toute autre intoxication, à une lésion *héréditaire du germe,* d'origine vraisemblablement syphilitique: syphilis héréditaire insoupçonnée jusque-là et réactivée par la

gestation. Nous savons d'autre part combien sont souvent défi-
cients les arguments sérologiques et combien sont particulièrement infidèles les résultats de la séro-réaction chez les procréateurs.

Dans le cas particulier, le B-W. et le Levaditi étaient toujours
demeurés négatifs, et cependant le traitement antispécifique,
appliqué pendant la dernière gestation, d'une façon précoce et
énergique, a fait sa preuve. Après avoir eu trois fois des enfants
malformés, bien qu'elle eût suivi, dans le cours de sa seconde
et de sa troisième grossesse, un *traitement antispécifique certainement insuffisant*, notre malade a mis au monde un enfant
d'apparence sain, après un *traitement vigoureux par le 914*. Depuis longtemps déjà, on a soutenu que les traitements insuffisants exaltaient la virulence des tréponèmes au lieu de les détruire, réalisant, pour ainsi dire, une réactivation de l'infection
syphilitique. Pour être efficace, le traitement dans ces cas doit
être *précoce et énergique*, atteindre rapidement les *doses utiles*
(Milian et Pinard).

En résumé, en présence de malformations fœtales qui ne font
pas leur preuve, le traitement antisyphilitique semble devoir
être appliqué.

COUP D'ŒIL HISTORIQUE

SUR

L'HÉRÉDO-SYPHILIS ET SON TRAITEMENT

EN EXTRÊME-ORIENT

Par le docteur K. DOHI, de Tokio.

Monsieur le Président,
Mesdames,
Messieurs,

Je suis très heureux de prendre part à ces importants débats, d'un intérêt si attachant. La Conférence de la Syphilis héréditaire me procure, en effet, la précieuse occasion de rencontrer d'éminents collègues dévoués à cette cause sacrée : le travail scientifique médical pour servir au progrès de l'humanité. Au nom de l'Association japonaise pour la lutte contre les maladies vénériennes et de la Société japonaise de dermato-vénéréologie, j'ai l'honneur de vous apporter, Mesdames et Messieurs, le témoignage de la vive sympathie de ces associations japonaises et, en vous présentant leur salut confraternel, j'y joins mes remerciements personnels bien sincères.

J'avais l'intention de remettre à M. le Président des renseignements statistiques sur l'hérédosyphilis au Japon. Malheureusement, ce travail n'est pas tout à fait terminé. Aussi, à défaut de vous commenter nos statistiques, veuillez me permettre de vous toucher un mot de l'historique de l'hérédosyphilis, car le passé n'est pas, à mon sens, sans offrir des rapports certains avec le sujet qui fait l'objet même des débats en cours. Ne maniant pas aisément la langue française, j'ai donc cru préférable de mettre sous vos yeux tout imprimé mon petit rapport.

De ce rapport, il résulte que la syphilis peut être écartée de l'humanité. Semblable perspective est un grand encouragement pour tous les chercheurs. Mais précisément, c'est grâce à des aspirations de la nature des travaux de la présente Conférence, c'est au moyen d'efforts opiniâtres d'institutions modèles telles que la Ligue nationale française contre le péril vénérien, qu'il sera possible, Mesdames et Messieurs, de parvenir à établir avec une rigoureuse précision la prophylaxie la plus adéquate, et même, de réussir, à un moment donné, à détruire totalement cette maladie qui afflige si cruellement l'humanité.

Je voudrais vous présenter quelques vieux livres chinois du xvie et du début du xviie siècle, dans lesquels nous trouvons à la fois les opinions des vieux médecins chinois sur la transmission héréditaire de la syphilis, en même temps qu'une contribution intéressante à l'étude de l'origine de cette maladie; quoique débattue depuis plus de quatre cents ans, cette question reste toujours un sujet de discussion.

Le premier livre chinois que j'ai étudié est intitulé *Shi-San-Yann*, paru en l'an 1533, il a pour auteur *Wang-Shi-San*, un savant médecin de la dynastie des Ming. Cet ouvrage renferme une série d'observations cliniques qui s'étendent de la période chinoise Chang-Te (1506 à 1521) jusqu'à la douzième année de la période Chia-Ching (1533), comme il ressort des dates des observations et de leurs commentaires.

D'après Bloch (*Der Ursprung der Syphilis*, 1901), la plus ancienne description détaillée et certaine de la syphilis en Europe serait celle du médecin espagnol Diaz de Ysla, en l'an 1539. Or, le livre que j'ai retrouvé est plus ancien que l'ouvrage du médecin espagnol. Dans le 5e tome du médecin chinois, figurent décrits cinq cas de syphilis (Yeung-Mui-Chuang) avec leurs symptômes, absolument indubitables dans au moins trois des observations.

Nous avons déjà exprimé ailleurs notre avis au sujet de l'origine de la syphilis et pensons toujours qu'elle était absolument inconnue en Extrême-Orient avant la fin du xve siècle. Je sais que mes compatriotes Adatchi et Ymagiwa (1895) ont prétendu affirmer comme syphilitiques les lésions d'ostéite hypertrophiante et de synostose qui s'observent sur un tibia et un péroné préhistoriques néolithiques japonais conservés à l'Institut anthropologique de Tokio. Mais avec le professeur Aschoff, qui a vu ces pièces lors d'un récent voyage au Japon, je nie l'origine syphilitique de ces lésions qui ne présentent nullement le caractère étoilé des cicatrices osseuses syphilitiques et je les considère comme d'origine traumatique.

D'autre part, les assertions des auteurs modernes, entre autres Hirade (1899), Okamura (1899), Fujikawa (1902), Dohi (1901-1902), qui ont soigneusement parcouru toute la littérature ancienne chinoise et japonaise, sont conformes à celles des témoins oculaires de la première invasion de la syphilis au xvi° siècle qui n'avaient jamais rien vu de pareil. C'est de là que date le nom de Yeung-Mui-Chuang, qui est dérivé de « Yeung-Mui », la « Myreca rubra », dont la fleur présente certaines analogies avec les éruptions syphilitiques. Le peuple chinois désigne toujours encore la syphilis sous ce nom.

Nous n'admettons pas davantage la confusion entre la lèpre et la syphilis, laquelle confusion a été souvent soupçonnée en Europe. Nous donnerons ailleurs les preuves sur lesquelles nous appuyons notre conviction.

Revenons à l'étude de nos livres chinois. Le second volume s'appelle *Tsuk-I-Shut*, ce qui veut dire: Nouvelle série d'aperçus médicaux de Ue-Pin de l'année 1545. C'est le livre le plus ancien dans lequel le début et l'origine de la syphilis en Chine soient décrits. Dans le dixième chapitre, l'auteur décrit une plante médicinale « Pei-Chieh », proche parente de la salsepareille, et continue comme suit : « Dans les dernières années de la période « Hung-Chi (1488 à 1505) régnait parmi le peuple une terrible « éruption qui éclata d'abord à Canton. — Les habitants de « Wu (région de Changhaï) ne connaissaient pas encore cette « maladie et la dénommèrent kuang-chuang (ou plus exactement « kuang-tieng-chuang), ou encore yeung-mui-chuang. »

Passons au troisième livre. C'est le dix-huitième volume de la célèbre matière médicale chinoise, de 1588, « pentsao-kung-mu ». Il y est relaté que la syphilis (yeung-mui-chuang) ne devint épidémique dans ce pays qu'au cours des périodes Hung-Chih et Cheng-Te (1506 à 1521).

En ce qui concerne la thérapeutique antisyphilitique de ces auteurs, j'y ferai allusion *in fine*, préférant ici toucher un mot du quatrième livre. Il s'agit de l'ouvrage intitulé *Mui-Chong-Pi-Luk* ou *Livre secret sur la syphilis*.

Il faut dire que ce travail date d'une période postérieure; il est de la sixième année de Chung-Cheeng (1633), exactement de cent ans plus jeune que le premier livre Shib-San-Yan. La description de la maladie y est plus détaillée et plus objective; on y trouve énumérées toutes les formes, même l'hérédo-syphilis, si bien qu'on pourrait dire que c'est la première et la meilleure

monographie de la syphilis dans le passé chinois. Dans l'introduction, on trouve par exemple: « Ma famille exerce la médecine
« depuis huit générations et conserve bien des recettes; néan-
« moins, elle ne connaissait pas de traitement contre la syphi-
« lis. Même chez des gens riches et bien nourris, le corps et les
« os pourrissent, la bouche et le nez se détruisent, dans les cas
« graves, l'épouse et la domesticité sont contaminées. Le malade
« meurt, et la progéniture est anéantie. Personne, parmi les
« spécialistes, n'a une connaissance approfondie de cette maladie
« et les écrits anciens n'en parlent point. »

En ce qui concerne la pathogénie, l'auteur dit: « On n'attrape
« pas la maladie seulement à la suite de rapports sexuels, mais
« des individus de faible constitution sont atteints par le poison
« dans les lieux d'aisances, en ville ou même pendant la conver-
« sation avec un syphilitique; ni vieux ni jeunes ne sont épar-
« gnés. Les signes morbides apparaissent parfois aussitôt après
« la contagion, ou bien ils sont précédés par des douleurs in-
« tenses dans tout le corps; mais ils peuvent faire défaut et ce-
« pendant la femme se trouve contaminée. Parfois l'épouse reste
« apparemment saine; néanmoins, la maladie est transmise aux
« enfants, petits-enfants et même neveux. »

Sur la transmission héréditaire, il y a encore des observations
éparses: « Des nouveau-nés vénéneux présentent souvent des
« éruptions, des furoncles, etc...

« Des enfants morts aussitôt après la naissance contiennent
« sûrement le poison congénital. Par un traitement approprié
« des parents, on doit combattre la syphilis héréditaire. »

Plus intéressantes encore que ces considérations générales sont
les observations cliniques personnelles de l'auteur du *Mui-
Chong-Pi-Luk*. Il en rapporte 29 dans l'appendice de son livre,
dont cinq ayant trait à la syphilis héréditaire.

Voici son observation n° 2: « Un écrivain atteint de la syphi-
« lis contamina sa femme qui guérit par un traitement multi-
« forme. Mais ses enfants succombèrent presque tous prématu-
« rément. Il vint me consulter. Je pensai que cela provenait d'un
« reste de poison congénital. Si l'enfant nouveau-né est *sans
« peau*, ou s'il présente pendant les premiers mois des pus-
« tules (1), des gonflements migrateurs rouges érysipélateux,
« des grosseurs ou des dartres squameuses, nous trouvons chez

---

(1) Le mot chinois « Mui » signifie en général éruptions, plaies, dans un
sens spécial: pustules, impétigo, croûtes.

« cet enfant le poison congénital de la syphilis (qu'on nomme
« ici mui-chuang, éruption de champignons pourris).

« Le malade, ajoutait-il, me pria de l'examiner; je tâtai soi-
« gneusement son pouls, mais il était calme et normal; son as-
« pect et sa nutrition étaient en bon état. Si sa progéniture suc-
« combe prématurément, cela ne peut provenir que d'un violent
« poison profondément caché dans le corps de sa femme, qui
« nuit au germe fécondant.

« Après l'emploi des décoctions combinées à des pilules de
« mercure et de fortifiants, la femme mit au monde, un an plus
« tard, un fils et, deux ans plus tard, une fille. Les deux résis-
« tèrent à la variole et furent indemnes de la maladie. »

Cette histoire de maladie traduite textuellement du livre qui
remonte à l'an 1633 fait vraiment honneur à son auteur, le savant chinois Chan-Sz-Shin.

Permettez-moi de vous rapporter les autres observations ayant
trait à l'hérédo-syphilis.

Observation 4. — « Un enfant âgé de six mois à peine, souf-
« frait de rougeurs. Son père lui ordonna plusieurs médicaments
« très forts en vue de chasser le poison interne. Un ami du père
« de l'enfant m'invita à examiner le bambin. Les éruptions res-
« semblaient à des dartres soit sèches, soit humides, et ne lais-
« saient nulle part de la peau saine sur le tégument. Cela cons-
« titue du poison congénital, dis-je, que seul le mauvais miasme
« de la syphilis peut produire. Tous les assistants me donnèrent
« raison et ajoutèrent que le père de l'enfant malade était de
« nature dévergondée et pouvait bien être atteint du poison. On
« donna par absorption buccale des pilules de mercure et des
« poudres avec des décoctions fortifiantes, six fois par jour. Au
« bout de huit jours, les éruptions commencèrent à pâlir et
« finirent par disparaître complètement en trois semaines de
« temps. »

Observation 14. — « Un garçon fut atteint subitement de fiè-
« vre et d'une éruption rouge surélevée à plusieurs endroits du
« corps, que son médecin diagnostiqua érysipèle. On lui donna
« des médicaments internes et on fit extérieurement de l'acu-
« poncture et on appliqua des pommades, le tout sans résultat.
« Ayant réfléchi, je déclarai que l'origine des rougeurs ne pou-
« vait être que le poison congénital d'une syphilis des ascendants
« et ordonnai au jeune malade des pilules de mercure, tout en

« y ajoutant d'autres médicaments à prendre matin et soir. —
« Guérison rapide. »

Observation 21. — « Une nourrice de trente ans souffrait
« d'une mastite douloureuse; cent jours après, on constatait
« l'ouverture d'un abcès qui répandait une odeur insupportable.
« Tous les moyens étaient restés sans résultat. Alors je fus con-
« sulté. D'après les caractères du pouls, le mal ne pouvait pas
« être une mastite, mais bien une conséquence de la syphilis.
« On m'apprit que le père du nourrisson avait été atteint de la
« syphilis. Le poison congénital de l'enfant avait pénétré dans le
« sang de la nourrice et avait crevé à l'intérieur. Pendant vingt
« jours, des pilules mercurielles combinées à d'autres moyens
« furent prescrites. — Guérison. »

Observation 26. — « Un garçon de 12 ans souffre depuis
« plus d'un an de plaques dans l'arrière-bouche, suite d'une
« syphilis des parents. Gosier étroit, dysphagie, extinction de la
« voix. Le poison syphilitique s'accumule aux voies du poumon,
« dis-je, et ordonnai chaque matin des pilules mercurielles, le
« soir des pilules résolutives de rhinocéros. Disparition des ulcé-
« rations palatines après un demi-mois. Ultérieurement, appli-
« cation d'onguent. Amélioration subite de la dysphagie et,
« après vingt jours, la voix redevient claire comme aupara-
« vant. »

J'arrête ici mes citations. Si, à mon vif regret, je n'ai pas pu
vous apporter une nouveauté, je pense que mes études histori-
ques ne sont pas dépourvues d'intérêt tant au point de vue de la
pathologie qu'au point de vue de la thérapeutique dont je voudrais vous dire encore quelques mots.

Dans le livre de Tsuk-y-Shut (1545), on parle de pei-chieh
comme spécifique contre la syphilis. Elle est définie dans ce livre
dans les termes suivants :

« Récemment, les médecins recommandent avec succès contre
« ce mal (id est syphilis) la grosse racine fraîche de pei-chieh.
« Elle est douçâtre, non vénéneuse et agit surtout contre les dou-
« leurs des reins, du dos, des membres, guérit les maladie pro-
« voquées par l'humidité, des paralysies, des éruptions chroni-
« ques malignes. Il y en a de deux espèces: celle sans épines,
« molle, à tige creuse, laquelle est plus active que l'autre avec
« des épines et à fruit blanc. Dans la matière médicale chinoise
« mentionnée tout à l'heure, elle est aussi appelée « tu-fu-ling »..

« Les botanistes japonais, par la suite, reconnurent cette plante
« comme une variété de salsepareille. »

J'ai parlé aussi plusieurs fois des pilules de mercure. J'y reviens.

D'après mes recherches bibliographiques (1), le mercure était
déjà employé en Chine du temps de la Dynastie des Chou, qui
est à peu près contemporaine d'Hippocrate en Grèce. Il était
obtenu par sublimation du cinabre et était employé extérieurement — mais extérieurement seulement — comme caustique des
plaies en combinaison avec des dérivés arsenicaux.

Quant à l'usage interne, le mercure fut employé, pour la
toute première fois, à l'époque de Shih-Shan-Yan, comme spécifique de la syphilis. Nous nous trouvons donc au début du
xvıᵉ siècle. Le mercure reçut le nom de Kin-Fen(en japonais
Kei-Fun), c'est-à-dire « poudre légère », Hg2 Cl2. Encore de
nos jours, en Chine comme au Japon, on le prépare par sublimation. Il est à noter dans l'ouvrage précité, à propos de la description du premier cas de Yeung-Mui-Chuang, le passage suivant :

« Après l'usage interne du Kin-Fen, survinrent chez lui des
« contracture des jambes, un gonflement articulaire des doigts,
« des excroissances de la taille d'un œuf de poule sur le front,
« etc... » Cette idée que l'abus du mercure provoquait des accidents syphilitiques tertiaires (en chinois « du poison lié ») était
également répandue sans cesse en Europe depuis l'invasion de la
première épidémie de syphilis à la fin du xvᵉ siècle jusqu'au
xıxᵉ siècle.

Comme l'emploi du Kin-Fen et du Pei-Chi n'est mentionné
dans aucun livre d'Extrême-Orient avant la fin du xvᵉ siècle, il
est permis de déduire de ce fait que le traitement spécifique de
la syphilis fut introduit en Chine en même temps que la maladie
elle-même par des Portugais, vers cette époque ; et cette preuve
n'est pas la seule !

Si mon interprétation est reconnue comme juste et si vraiment
la syphilis n'existait pas en Asie Orientale avant le début du
xvıᵉ siècle, on peut en déduire qu'elle n'existait pas non plus en
Europe. Car il nous est impossible d'admettre, comme on a pu
le supposer, qu'il y avait pendant le moyen âge une forme bé-

---

(1) K. Dohi, Uber Kei-Fun, seine chemische Darstellung. Eigenschaften,
historische entwicklung als Heilmittel in China u Japan. Ein Beitrag zur
Geschichte der Syphilis (1920).

nigne sporadique de syphilis en Europe : sa contagiosité extrême rend cette hypothèse d'emblée invraisemblable.

Il reste donc à conclure en émettant l'opinion que la syphilis fut rapportée par les équipages de Christophe Colomb, de l'île d'Haïti, ainsi que l'a allégué le premier, il y a environ deux cents ans, le savant français Jean Astruc, qui fut professeur d'abord à Montpellier, puis à Toulouse et en dernier lieu à Paris. D'après Proksch, son adversaire qui tint ferme à l'origine antique de la syphilis, Astruc était d'une érudition sans pareille et d'un talent de systématisation remarquable.

Je m'honore d'être d'accord avec ce grand savant français et ne saurait trop rendre un déférent et fervent hommage à la mémoire de cet illustre chercheur.

RESOLUTIONS ET VŒUX

proposés par MM. Leredde et Sicard de Piauzoles.

1° ADRESSE AU MINISTRE DE L'HYGIENE

La Conférence de la Syphilis héréditaire informe le Ministre de l'Hygiène : 1° que la syphilis héréditaire non reconnue et non diagnostiquée tue, chaque année, 5o à 6o.ooo enfants avant terme, et plus de 4o.ooo enfants de o à 5 ans.

Quelle est donc, en dehors de la restriction volontaire des naissances, *la cause principale de la dépopulation;*

2° Que le nombre des hérédo-syphilitiques survivants est au moins de 1oo.ooo par an; que la Syphilis héréditaire paraît être la cause principale de l'épilepsie, de la surdi-mutité, de l'arriération mentale (55o.ooo enfants de 7 à 13 ans, d'après Nobécourt et Schreiber) ;

Qu'elle joue à n'en pas douter un rôle considérable dans la criminalité; qu'elle détermine un nombre illimité d'affections et d'infirmités de tout ordre, qu'elle est *la cause principale de la détérioration de la Race.*

Elle fait appel au ministre de l'Hygiène pour organiser dans le plus bref délai la lutte contre la syphilis héréditaire et non seulement contre la syphilis acquise.

Elle demande que le budget de la lutte anti-syphilitique en France soit aussi élevé par 1.ooo habitants qu'en Angleterre ou en Belgique, et rappelle les économies immenses qui seraient dues à une organisation rationnelle, et elle prie instamment le ministre de l'Hygiène d'informer le ministre des Finances et son administration de manière que les crédits annuels ne soient pas diminués par ceux-ci.

2° COMMISSION DE PROPHYLAXIE DU MINISTERE DE L'HYGIENE

La Conférence émet le vœu que des médecins d'enfants et des accoucheurs soient adjoints à la Commission de Prophylaxie des Maladies Vénériennes, pour étudier, d'accord avec les syphiligraphes, les problèmes relatifs à l'organisation de la lutte contre la syphilis héréditaire.

3° CRÉATION DE LABORATOIRES

En raison de la fréquence de la syphilis acquise et héréditaire, de l'importance de celle-ci au point de vue social (40 à 60.000 morts avant terme), 40.000 morts au minimum en bas âge, 100.000 hérédo-syphilitiques survivants au minimum chaque année, exposés à toutes les maladies du système nerveux, du cœur, mentales et autres, du rôle que la syphilis joue dans la criminalité, dans les infirmités de tout ordre,

La Conférence émet le vœu que le ministre de l'Hygiène crée, dans le plus bref délai, dans tous les départements, des laboratoires dirigés par des médecins ou des chimistes qualifiés où seront faites à titre gratuit pour tous les malades sans ressources, les analyses du sang et du liquide céphalo-rachidien, nécessaires au diagnostic et au contrôle des résultats du traitement.

4° CONSULTATIONS DE PUÉRICULTURE

La Conférence de la Syphilis héréditaire émet le vœu que toutes les consultations de puériculture soient organisées dans le plus bref délai, de manière à permettre l'examen clinique complet des parents de l'enfant et d'abord de la mère, et un examen humoral complet des enfants et de la mère.

Cet examen, quand il est bien fait et complet, ne doit être fait qu'une seule fois et ceci, malgré les difficultés de l'organisation, permet de comprendre que la tâche à accomplir est en réalité réalisable.

5° ÉDUCATION POPULAIRE

1° Considérant que l'éducation des procréateurs est condition essentielle de la prophylaxie de la syphilis héréditaire, la Conférence émet le vœu que soient organisés l'éducation sexuelle de la jeunesse et l'enseignement populaire des principes de l'Eugénique et de l'Eugennétique.

2° La Conférence de la Syphilis héréditaire considérant que l'obstacle principal à la lutte contre ce fléau se trouve dans les préjugés qui entravent l'action médicale, dans le silence que le médecin se croit tenu de garder vis-à-vis des familles ;

Emet le vœu :

Que l'éducation du public soit poursuivie avec la plus grande activité, par tous les moyens possibles;

Qu'une circulaire soit envoyée par la Ligue contre le Péril vénérien à tous les journaux de France et aux revues indiquant les dangers de l'ignorance du public et les dangers du silence que les préjugés imposent aux médecins;

Que des affiches officielles relatives à ces préjugés et à leurs conséquences soient apposées par les soins du Ministre de l'Hygiène dans toutes les villes et tous les villages de France.

6° QUESTIONS A ETUDIER

La Conférence de la Syphilis Héréditaire considérant l'importance capitale que présente au point de vue social certains problèmes relatifs au rôle de la Syphilis héréditaire comme cause agissante ou prédisposante,

Considérant qu'il importe d'établir entre les médecins une unité d'opinions sur ces problèmes dans le plus bref délai,

Emet le vœu :

Que la Ligue Nationale Française contre le Péril Vénérien d'une part, le ministère de l'Hygiène de l'autre, récompensent par des prix ou encouragent par des subventions les recherches en série faites sur les questions suivantes :

Diagnostic de la syphilis des nourrissons en l'absence de signes cliniques,

Syphilis et tuberculose,
Syphilis et tuberculose ostéo-articulaire,
Syphilis et arriération mentale,
Syphilis et affections mentales,
Syphilis et criminalité,
Syphilis et épilepsie,
Syphilis et affections familiales,
Syphilis et cancer.

7° CONFÉRENCE DE LA SYPHILIS
ET DE LA TUBERCULOSE

La Conférence de la Syphilis Héréditaire émet le vœu que la Ligue contre le Péril Vénérien organise dans le plus bref délai, d'accord avec les phtisiologues et les médecins d'enfants une conférence sur les relations de la Syphilis et de la Tuberculose sous toutes ses formes.

VŒU PROPOSE PAR M. ICHOK

La Conférence de la syphilis héréditaire, considérant l'importance de la documentation statistique de grande envergure, émet le vœu :

1° que la nomenclature des causes de décès consacre une rubrique spéciale à la syphilis héréditaire ;

2° que la nomenclature des causes de décès et de maladies du Service de santé du ministère de la Guerre adopte, dans sa classification, la syphilis héréditaire comme affection à part ;

3° qu'il soit indiqué, dans les bulletins de décès, à côté de la cause directe de la mort concommittante digne d'être mentionnée (Syphilis héréditaire, etc.).

VOEUX PRESENTES PAR :

MM. MILIAN, SPILLMANN, ROGAZ, PETGES et COUVELAIRE.

La Conférence de l'Hérédo-Syphilis émet les vœux suivants :
1° Que les mesures administratives actuellement en jeu par l'action des dispensaires continuent à être soutenues, soient amplifiées et dotées de crédits suffisants pour permettre aux praticiens de collaborer à l'œuvre de prophylaxie, par l'organisation d'un système inspiré du système belge;

2° Qu'il soit fait appel au concours des Syndicats Médicaux pour aider à l'application et au contrôle de cette organisation ;

3° Que l'attention des praticiens et l'éducation des étudiants soient dirigées dans le sens de la prophylaxie de la syphilis acquise et de l'hérédo-syphilis : traitement actif des futurs géniteurs, de la femme en état de gestation, traitement ou surveillance du descendant de syphilitiques ;

4° Que l'action des dispensaires soit renforcée par la collaboration d'assistantes ou de visiteuses d'hygiène sociale, sous le contrôle des praticiens et des médecins-chefs des dispensaires en liaison constante avec les dispensaires d'hygiène sociale qui concourent à la lutte contre la mortalité infantile et contre la tuberculose. Le rôle de ces visiteuses doit se borner à aider au dépistage de la syphilis et à la régularité des visites aux dispensaires ou chez le médecin ;

5° Les maternités et les organismes de puériculture, consultations prénatales, de mères nourrices et de nourrissons, maisons maternelles, etc... doivent être organisés en vue de la lutte contre la syphilis héréditaire, soit par une liaison étroite avec les dispensaires anti-syphilitiques, soit par l'adjonction d'un dispensaire spécial.

Le dispensaire de maternité fonctionnant avec la collaboration de l'accoucheur, du syphiligraphe et du pédiâtre doit assurer la continuité de la surveillance et du traitement chez la mère et les enfants ;

6° Que l'éducation prophylactique du public en matière de syphilis soit poursuivie énergiquement dans tous les milieux sociaux ;

7° Que l'éducation sexuelle et anti-vénérienne soit réalisée dans les établissements d'instruction secondaire et supérieure dans des formes susceptibles de ne porter ombrage ni aux familles, ni aux auditeurs ;

8° Que les familles soient prévenues au moment du mariage de leurs enfants de l'intérêt qu'il y a à faire examiner les futurs époux par un médecin, de façon à s'assurer qu'il n'existe pas d'infection virulente susceptible de réagir sur la descendance et au besoin d'exiger des futurs conjoints un certificat médical de santé.

DISCUSSION DES VŒUX

Le bureau de la Conférence considérant que les résolutions et les vœux proposés par MM. Leredde et Sicard de Plauzoles feraient double emploi avec les vœux présentés par MM. Milian, Spillmann, Rocaz, Petges, Couvelaire, demande à la conférence de ne discuter que ces derniers vœux. En conséquence, la discussion est ouverte sur ces vœux.

Premier vœu. — A la suite d'une observation de M. Carle, MM. les Docteurs Lespinne et La Kaye expliquent aux membres de la Conférence quel est le système adopté en Belgique pour la lutte antivénérienne.

M. le Dr Sicard de Plauzoles fait observer qu'il ne suffit pas de distribuer des médicaments aux médecins praticiens ; il est indispensable que ces médecins aient reçu une instruction technique suffisante et qu'ils aient d'autre part à leur disposition les laboratoires indispensables ; c'est pourquoi la Ligue Nationale Française contre le Péril Vénérien s'attache à créer des dispensaires dotés de laboratoires complets et pourvus de médecins spécialisés et de sérologistes recrutés par la voie du concours. Ces dispensaires doivent être de véritables centres de lutte anti-syphilitique à la disposition des médecins praticiens pour établir les diagnostics, pour appliquer les traitements et les dispensaires doivent, en outre, être des centres d'étude et d'enseignement pratique.

M. le Docteur La Kaye (Liége). — Il existe dans la province de Liége trois dispensaires établis à l'initiative du Professeur Malvoz. Ces dispensaires, outre les soins gratuits aux malades, établissent pour chacun d'eux une fiche sociale, s'occupent de dépister les foyers de contagion, vont à la recherche des malades qui abandonnent prématurément leur traitement; ces dispensaires disposent d'infirmières visiteuses qui s'occupent tout spécialement d'assurer le traitement des femmes syphilitiques enceintes et de leurs nourrissons. Les dispensaires sont en outre largement ouverts aux médecins praticiens qui désirent se mettre au courant des techniques spéciales de diagnostic et de traitement et ils sont en liaison régulière avec les différents services hospitaliers.

M. le Dr Cavaillon, directeur du Service de Prophylaxie au ministère de l'Hygiène, dit que le nombre des dispensaires antisyphilitiques créés depuis la guerre augmente sans cesse et que ces dispensaires se perfectionnent chaque jour. Le ministère de l'Hygiène poursuit actuellement l'organisation des laboratoires ou centres sérologiques indispensables ; de même, le ministère se propose de créer auprès des maternités et des instituts de puériculture les dispensaires indispensables au dépistage, au traitement et à la prophylaxie de la syphilis héréditaire.

A la suite de ces observations, le premier vœu est adopté sous la forme suivante :

La Conférence de la syphilis héréditaire émet le vœu que les moyens de lutte anti-syphilitique actuellement en vigueur continuent à être soutenus, soient amplifiés et dotés de crédits plus importants.

Deuxième vœu. — La Conférence adopte sans discussion le vœu suivant :

Qu'il soit fait appel à la collaboration des syndicats médicaux pour le meilleur fonctionnement de cette organisation.

Troisième vœu. — M. le Dr Carle, de Lyon, demande que la surveillance des enfants nés de parents syphilitiques soit prolongée et qu'on ne se borne pas à une médication symptomatique.

M. le Dr Milian demande que le stage des étudiants en médecine dans les services de vénéréologie qui est actuellement réduit à deux mois, soit prolongé.

Le docteur Sicard de Plauzoles demande que l'on multiplie les cours de perfectionnement destinés aux médecins praticiens et qu'à l'exemple de ce qui a été fait au Comité National de Défense contre la Tuberculose des bourses d'étude et de stage soient créées.

M. le Dr Milian rappelle que des cours de perfectionnement existent à l'hôpital Saint-Louis, sous la direction de M. le Pr Jeanselme.

M. le professeur Jeanselme, M. Hudelo et M. Milian s'accordent à demander que le stage des étudiants soit prolongé.

Le troisième vœu est adopté sous la forme suivante:

La Conférence émet le vœu que l'enseignement technique des praticiens aux cours de perfectionnement et l'instruction des étudiants au cours d'un stage obligatoire et prolongé soient dirigés dans le sens de la prophylaxie de la syphilis acquise et de l'hérédo-syphilis: traitement actif des futurs géniteurs, de la femme en état de gestation, traitement ou surveillance prolongée de la descendance des syphilitiques.

Quatrième vœu. — M. le professeur Jeanselme critique l'institution des visiteuses d'hygiène.

Parmi les moyens qu'on peut opposer à l'extension de la syphilis héréditaire, la propagande par l'éducation prophylactique des futurs procréateurs et la stérilisation des porte-germes occupent le premier rang.

L'éducation prophylactique, commencée à l'âge de la puberté, doit être poursuivie à l'âge adulte. Il faut qu'elle pénètre dans tous les milieux sociaux, qu'elle soit présente et agissante à l'atelier, à l'usine et à la caserne, dans les collèges, les écoles normales d'instituteurs et les grandes écoles spéciales, qu'elle soit répandue à profusion dans toutes les œuvres post-scolaires.

L'un des meilleurs moyens d'éducation et de traitement pour les syphilitiques de la classe pauvre est le dispensaire. Nul n'ignore l'immense progrès réalisé par l'introduction des composés arsenicaux dans le traitement de la syphilis. Il a permis de substituer la « cure ambulatoire » à l'hospitalisation. Bientôt s'ouvrirent des consultations externes, prototypes du dispensaire actuel dont je ne fais qu'énumérer les multiples avantages: prophylaxie mieux assurée grâce à la guérison rapide des accidents contagieux; traitement plus rationnel et partant plus efficace; durée très courte du temps d'hospitalisation des syphilitiques; allègement des charges supportées par l'Assistance Publique du fait de la syphilis; économie de temps et d'argent pour le malade, telles sont les principales raisons qui justifient l'emploi de la nouvelle méthode de traitement. Les syphilitiques n'ont pas tardé à prendre le chemin du dispensaire qui n'aliène pas leur liberté et qui ne les condamne pas au chômage pendant plusieurs semaines ou plusieurs mois.

Au fronton de tout dispensaire pourraient être gravés ces trois mots: prévenir, guérir, instruire.

Prévenir, c'est-à-dire éteindre la syphilis des porte-germes et les rendre aptes à procréer des enfants sains;

Guérir, c'est-à-dire traiter les syphilitiques d'une manière rationnelle et sous le contrôle des moyens d'investigation dont dispose la science contemporaine jusqu'à la disparition totale des signes cliniques et biologiques de la syphilis;

Instruire, c'est-à-dire faire connaître au syphilitique les dangers de contamination auxquels sont exposées les personnes de son entourage si les accidents virulents qu'il porte ne sont pas promptement stérilisés.

A l'heure actuelle, un chef de dispensaire consciencieux ne se borne pas au traitement individuel du syphilitique; il fait une enquête approfondie sur l'origine de chaque cas. Et, pour peu qu'une contamination familiale soit possible, il engage le syphilitique à lui amener femme et enfants afin de procéder à l'examen clinique et sérologique de chacun d'eux.

Aux dispensaires anti-tuberculeux sont attachées des infirmières visiteuses qui font l'éducation prophylactique des malades et se rendent au domicile de ceux qui négligent leur traitement. Un certain nombre d'hygiénistes, peut-être par raison de symétrie, demandent qu'une pareille mesure soit prise à l'égard des syphilitiques. En fait, dans les pays où la déclaration de la syphilis et son traitement sont obligatoires, l'existence de ces infirmières visiteuses se conçoit et peut avoir les meilleurs résultats. Mais, en France, où l'opinion publique est hostile à la divulgation de la syphilis, la présence de l'infirmière au domicile du syphilitique marié ou même célibataire équivaudrait à la violation du secret professionnel. Adopter cette mesure en France, à l'heure actuelle, aurait pour effet d'éloigner les malades du dispensaire et de les inciter à se rendre dans les cliniques interlopes et chez les charlatans. Mais qu'une personne instruite, ou mieux, un médecin ayant une âme d'apôtre, seconde le chef de dispensaire, s'applique à déterminer pour chaque cas la source de l'infection, s'assure que le malade prend les précautions prophylactiques nécessaires et n'a pas contaminé son entourage, exhorte le syphilitique à suivre son traitement et relève son moral, je crois que cet auxiliaire est un rouage essentiel qui peut rendre d'inestimables services.

Le type de dispensaire le mieux aménagé pour prévenir et traiter l'hérédo-syphilis est le dispensaire de Maternité qui nécessite l'étroite collaboration de l'accoucheur et du médecin. Galliéni, alors qu'il était gouverneur de Madagascar, voulant doter la grande île d'une main-d'œuvre indigène abondante et saine sans laquelle toute œuvre coloniale est réduite à l'impuissance, ouvrit à Tananarive, dès 1901, « une consultation hebdomadaire pour les femmes atteintes de maladies vénériennes ou gynécologiques et pour les enfants, à l'exclusion de toutes les autres personnes ». C'est bien, en germe, l'idée que le professeur Couvélaire et le docteur Marcel Pinard ont réalisée en créant un dispensaire de Maternité à la Clinique Baudeloque en 1919. Cet exemple n'a pas tardé d'être suivi, en 1921, le docteur Paucot installait à Lille et, en 1923, le docteur Payenneville ouvrait à Rouen des dispensaires du même type. Les résultats sont fort encourageants. C'est en effet, à l'occasion de la grossesse ou de l'accouchement que se révèlent, par l'examen du produit de conception, un grand nombre de syphilis latentes chez les parents. Ce réactif obstétrical, suivant une remarque très juste, est parfois plus sensible que l'observation clinique et l'analyse sérologique.

Dépister un cas de syphilis héréditaire a des conséquences plus grandes que de reconnaître un cas de syphilis acquise, car l'infection du nouveau-né suppose l'infection certaine des parents et l'infection probable des frères et sœurs. Ainsi, la syphilis constatée chez un enfant peut amener la découverte de la syphilis chez un grand nombre de personnes. De ces considérations il résulte qu'à l'heure actuelle on ne saurait concevoir un service de clinique infantile ou une maternité qui ne serait pas pourvu d'un dispensaire prophylactique.

Mais le dispensaire anti-vénérien qui répond à toutes les exigences dans les cités populeuses, les ports de mer et les agglomérations industrielles ne s'adapte pas aussi bien aux besoins des populations des petites villes et surtout des campagnes. Et d'ailleurs, il est bien entendu que seuls ont droit aux soins gratuits donnés au dispensaire les malades qui ne peuvent rémunérer un médecin. Agir autrement risquerait de rendre hostile ou tout au moins indifférente à la lutte contre la syphilis la majorité des praticiens. Or, son concours nous est absolument indispensable. Pour l'obtenir, il faut que le syphilitique qui n'est pas indigent puisse être soigné par le médecin de son choix sans que l'achat des médicaments excède ses moyens. Nos voisins, les Belges, ont résolu la question de la manière suivante et l'expérience a confirmé leurs prévisions. En principe, tout médecin peut faire dans son cabinet, à titre gratuit, une injection d'arsénobenzol à un syphilitique; ses frais et honoraires lui sont remboursés sur des fonds consacrés à cet usage. Ce procédé a le double avantage d'être fort apprécié du malade, car il est discret, et de ne pas léser les intérêts du praticien puisqu'il est convenablement rémunéré. Cet emploi courant de l'arséno-benzol dans le cabinet du médecin est une excellente mesure au point de vue de la prophylaxie sociale; elle ne l'est pas moins au point de vue du traitement individuel; car, grâce à la bonne entente et l'étroite collaboration des praticiens belges et des dispensaires, tout médecin peut faire pratiquer gratuitement, dans ces établissements, les analyses bactériologiques et sérologiques qu'exige le traitement de leurs clients nécessiteux.

En somme, pour obtenir l'extinction de la syphilis, deux moyens doivent être mis en œuvre concurremment: couvrir le territoire d'un réseau serré de dispensaires antivénériens ; autoriser les médecins à fournir aux malades dont les ressources sont limitées les médicaments aux frais de l'Etat, de la commune ou du département.

Que cette réforme s'accomplisse, et nous n'aurons plus à déplorer la perte de tant de milliers d'êtres, fauchés chaque année en plein âge viril. Que la syphilis de la femme enceinte soit combattue par un traitement rationnel, et nous n'assisterons plus à ces hécatombes d'enfants tués dans le sein maternel ou dans leur berceau par le mal héréditaire.

Au sortir de la période tragique que nous avons traversée, la France a besoin de générations saines et fécondes pour combler les vides creusés par la guerre. Le pays ne peut les lui donner que si la lutte est engagée contre les fléaux qui la déciment, et de ceux-ci la syphilis n'est pas la moindre.

M. Queyrat. — Je ne saurais dire assez les remarquables services que rendent les infirmières visiteuses, au point de vue du dépistage de la syphilis héréditaire et de l'assiduité des malades au traitement. Et j'en parle en connaissance de cause, dirigeant un dispensaire que fréquentent des femmes enceintes atteintes de tréponémie et des enfants entachés d'hérédo-syphilis. L'infirmière-visiteuse est le plus précieux agent de liaison entre le dispensaire et le foyer syphilisé. Instruite des symptômes de la syphilis héréditaire, elle aide au dépistage de celle-ci, engage, décide les mères à venir au dispensaire; par son influence, sa persuasion, son action de présence, elle assure la régularité, c'est-à-dire l'efficacité du traitement, partant la santé dans les familles éprouvées par le tréponème. J'estime que les infirmières-visiteuses sont indispensables pour mener à bien la lutte contre la syphilis héréditaire.

Pour remplir les fonctions d'infirmière-visiteuse, il est entendu qu'il faut de l'intelligence, du tact, du dévouement, mais ce sont là des qualités qu'on rencontre couramment chez la femme.

Le quatrième vœu est adopté sous la forme suivante:

Que l'action des dispensaires soit renforcée par la collaboration d'assistantes sociales sous le contrôle des médecins chefs des dispensaires en liaison constante avec les dispensaires d'hygiène sociale qui concourent à la lutte contre la mortalité infantile et contre la tuberculose. Le rôle de ces assistantes doit se borner à aider au dépistage de la syphilis et à la régularité des visites au dispensaire ou chez le médecin.

Cinquième vœu. — M. le Dr La Kaye demande si l'on pourrait pratiquer l'examen sérologique du sang chez toute femme en état de gestation, dans les consultations prénatales.

M. le Pr Jeanselme dit qu'on ne peut pas se baser sur un seul examen; il faudrait, pour que cette investigation soit efficace, pouvoir faire des examens sérologiques répétés.

M. le Dr Cavaillon pose à la conférence la question suivante: Doit-on, dans les consultations prénatales, faire l'examen sérologique du sang de toute femme en état de gestation?

S'il est nécessaire que les examens soient faits en série et dans des conditions de technique irréprochables, ces conditions peuvent être réalisées par la multiplication des laboratoires centraux ouverts largement aux dispensaires et aux praticiens.

M. le Pr Couvelaire pense que la question ne doit pas être posée ; il n'est pas partisan de l'examen sérologique obligatoire. D'abord, quelle est la méthode sérologique qui devra être suivie, quelles sont les réactions qui devront être pratiquées? Ensuite il craint de diminuer l'importance de la clinique qui doit rester souveraine.

M. le Dr Queyrat. — Je suis au regret de ne pas me trouver d'accord avec M. le Pr Couvelaire. Il sait aussi bien que moi que la clinique dont je fais grand cas est souvent impuissante à révéler l'existence de la syphilis comme d'ailleurs, pour prendre une comparaison, elle ne suffit pas à déceler l'existence d'une albuminurie.

Et, de même que chez la femme enceinte le médecin est tenu de pratiquer la recherche de l'albumine à l'aide des procédés de laboratoire, de même, à mon avis, il a le devoir de pratiquer une séro-réaction chez toute femme enceinte. Le problème de l'existence ou de la non-existence de syphilis a trop d'importance, au point de vue du présent et de l'avenir de l'enfant sans parler de la mère, pour qu'on ne recherche pas à l'élucider. Je ne dis pas d'ailleurs qu'il faille *imposer* la prise de sang à toutes les gravidiques, il suffira de leur conseiller de la faire faire et du moment qu'on leur dira (ce qui est vrai) que c'est dans l'intérêt de la santé de leur enfant, toutes accepteront sans aucune hésitation.

M. Milian a critiqué l'installation des consultations de dispensaires antisyphilitiques faites de telle sorte que l'incognito des malades puisse être respecté; il ajoute : si vous considérez que la syphilis n'est pas une maladie honteuse, pourquoi prendre des précautions et traiter les malades d'une façon clandestine? En procédant de cette manière, vous renforcez l'argument de la maladie honteuse. Je répondrai à M. Milian que je ne suis pas suspect et je crois être un des premiers, sinon le premier, à avoir fait campagne contre l'appellation d'organes honteux appliqués aux organes de la génération (que j'ai estimés, au contraire, les plus nobles de l'organisme), contre aussi l'appellation de maladie honteuse appliquée à la syphilis.

Malgré cette opinion et la campagne que je n'ai cessé de mener dans ce sens, je crois qu'il faut tenir compte des préjugés, qu'on n'arrive à déraciner que petit à petit, qu'il faut se garder de heurter certaines susceptibilités, et ceci dans l'intérêt même des malades, qui autrement ne se traiteront pas, et aussi dans l'intérêt du succès de la lutte que nous avons entreprise contre le fléau syphilitique.

M. Milian juge la question de très haut, du point de vue de sa consultation de l'hôpital Saint-Louis, où la foule des malades est anonyme, mais il n'en va pas de même dans les petites villes de province, où la plupart des gens se connaissent, se surveillent, s'épient. Si M. Milian avait comme moi fait une tournée de dispensaires provinciaux, il aurait pu voir que la clientèle y est plus nombreuse les soirs d'hiver, où il fait sombre très tôt, que les soirs d'été où les jours sont longs, il aurait pu voir dans telle ville que je pourrais citer, deux vieilles filles qui habitent en face de l'entrée du dispensaire s'embusquer derrière leurs vitres, une lorgnette à la main, pour épier, pour savoir quels sont ceux qui se rendent à la consultation. Et il est en province des vénériens qui ont la hantise d'être mis à l'index, parce qu'ils fréquentent le dispensaire anti-syphilitique.

Il faut tenir grand compte de cet état de choses tout en s'efforçant de le modifier. Aussi, pour concilier ces deux tendances, d'une part celle qui veut supprimer le préjugé de la maladie honteuse, d'autre part celle qui pousse certains malades craintifs, à prendre furtivement une consultation ou un traitement pour la syphilis, j'ai proposé un moyen terme, à savoir que partout où l'on a suffisamment de place, on fasse une salle d'attente à système combiné et c'est ce que j'ai essayé de réaliser pour notre futur dispensaire de Saint-Ouen. Voici comment: dès le vestibule, la salle d'attente est divisée en deux sections, les femmes et les enfants d'un côté, les hommes de l'autre.

Pour chaque section, il existe deux portes qui donnent accès: l'une à la salle commune, l'autre à un corridor sur lequel s'ouvrent des cabines d'isolement, de telle sorte que, suivant leur tempérament, leur éducation, leur courage civil, les malades iront à la salle commune ou à l'isoloir.

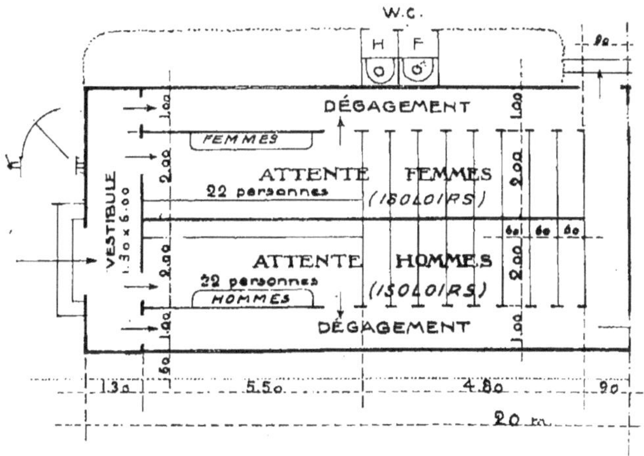

Mais la véritable organisation, celle vers laquelle doivent tendre tous nos efforts, c'est celle du dispensaire polyvalent, type hygiène sociale, préconisé à si juste titre par M. Sicard de Plauzoles.

M. le Dr Milian est tout à fait de l'avis de M. Queyrat, il estime que l'examen sérologique du sang est plus important chez une femme en gestation que la recherche de l'albumine.

La conférence adopte le cinquième vœu:

Les maternités et les organismes de puériculture: consultations prénatales, consultations de mères nourrices et de nourrissons, maisons maternelles, etc..., doivent être organisés en vue de la lutte contre la syphilis héréditaire, soit par une liaison étroite avec les dispensaires anti-syphilitiques pourvus d'un laboratoire de sérologie, soit par l'adjonction d'un dispensaire spécial.

Le dispensaire de maternité, fonctionnant avec la collaboration de l'accoucheur, du syphiligraphe et du pédiâtre, doit assurer la continuité de la surveillance et du traitement chez la mère et les enfants.

Sixième et septième vœux. — Le 6ᵉ et 7ᵉ vœux sont adoptés sans discussion.

Sixième vœu. — La Conférence de la syphilis héréditaire émet le vœu que l'éducation prophylactique du public en matière de syphilis soit poursuivie énergiquement dans tous les milieux sociaux.

Septième vœu. — Que l'éducation sexuelle et anti-vénérienne soit réalisée dans les établissements d'instruction secondaire et supérieure dans des formes susceptibles de ne pas porter ombrage aux familles, ni aux jeunes auditeurs.

Huitième vœu. — M. le Dr Carle pense que le certificat médical avant le mariage sera sans efficacité.

M. le Dr Ichok demande la rédaction d'une notice qui serait remise aux futurs époux par le soin des mairies avant la célébration du mariage.

M. le Dr Sicard de Plauzoles. — Il y a plus de vingt ans que le docteur H. Cazalis, dans son beau livre *La science et le mariage*, a préconisé l'examen médical avant le mariage pour protéger la femme, l'enfant, la famille et la race contre la transmission des maladies héréditaires et contagieuses. « Pour tout honnête homme, disait-il, l'examen médical avant le mariage est un devoir, une obligation morale, en attendant que ce soit quelque jour une obligation légale. »

La Société Française de Prophylaxie, faisant siennes les idées du Dr Cazalis, a, sur la proposition du Dr L. Jullien, émis le vœu « que les officiers de l'état civil remettent, au moment de la publication des bans du mariage, aux parents des futurs conjoints, et, au besoin, directement à ceux-ci, une notice appelant leur attention sur le danger des maladies vénériennes (1). »

« Certaines maladies, dit l'*Avis aux Futurs conjoints*, qui se transmettent de l'un à l'autre des époux et atteignent même leur descendance, peuvent être la cause des plus grands malheurs... Quiconque ayant été atteint de l'une de ces maladies se marie sans avoir la certitude d'en être débarrassé commet un acte criminel... Il est donc de la plus élémentaire honnêteté de se soumettre à l'examen d'un médecin avant le mariage. »

Les tracts édités par la Ligue Nationale Française contre le Péril Vénérien se terminent par la recommandation suivante: Pour préserver la famille de la syphilis, nul ne doit se marier sans s'être soumis à l'examen d'un médecin... Quiconque ayant été atteint de syphilis se marie sans avoir la certitude d'être guéri commet un acte criminel.

Le huitième vœu est adopté sous la forme suivante :

La Conférence émet le vœu que les familles soient prévenues au moment du mariage de leurs enfants de l'intérêt qu'il y a à faire examiner les futurs époux par un médecin de façon à s'assurer qu'il n'existe pas d'infection virulente susceptible de réagir sur la descendance.

M. Ichok insiste pour que soit émis le vœu que, dans les statistiques de morbidité et de mortalité, figurent à l'avenir les syphilis héréditaires. Après une discussion à laquelle prennent part MM. Jausion, Pr Spillmann, Pr Jeanselme et Dr Milian, ce vœu est repoussé à l'unanimité.

Les différents vœux présentés par M. le Dr Leredde sont renvoyés au Conseil d'administration de la Ligue Nationale Française contre le Péril Vénérien.

M. le Pr Ehlers demande que de nouvelles conférences de langue française aient lieu non plus seulement en France, mais à l'étranger et tout d'abord il propose de se réunir dans deux ans à Copenhague. Cette nouvelle conférence serait pour les médecins qui s'intéressent à la lutte contre la syphilis héréditaire, l'occasion de visiter les asiles *Welander*. Ce serait en même temps l'occasion pour les congressistes de visiter les hôpitaux de Stockholm et de Christiana en même temps que les hôpitaux modèles de Copenhague, et d'étudier sur place les méthodes de prophylaxie pratiquées en Danemark où la loi per-

---

(1) Bulletin de la Société Française de Prophylaxie, 1903.

met après deux sommations d'interner tout syphilitique rebelle au traitement et à l'observation des règles de prophylaxie.

La proposition de M. le Pr Ehlers recueille l'assentiment unanime des membres de la conférence qui s'en remettent à la Ligue Nationale Française contre le Péril Vénérien d'organiser, d'accord avec M. le Pr Ehlers, une nouvelle conférence de langue française qui aurait lieu à Copenhague au mois d'août ou septembre 1927.

L'ordre du jour de la conférence de la syphilis héréditaire étant épuisé, M. le Pr Jeanselme clôture les travaux en adressant ses remerciements à tous ceux qui ont apporté à la conférence le concours de leurs travaux et de leur expérience : « La Conférence de la syphilis héréditaire marquera à coup sûr une date importante dans l'histoire de la lutte engagée contre la syphilis héréditaire; lutte particulièrement difficile parce que le médecin se trouve toujours, en ce qui concerne la syphilis héréditaire, devant un double problème; nous ne pouvons jamais dire qu'un individu n'est pas syphilitique; nous ne pouvons jamais affirmer qu'un syphilitique est radicalement guéri.

M. le Pr Spillmann, au nom des membres de la Conférence, remercie la Commission d'organisation et le bureau du Congrès de leur dévouement; tous ceux, dit-il, qui ont assisté aux travaux de la Conférence en emporteront le plus précieux souvenir.

CONFÉRENCE DE LA SYPHILIS HÉRÉDITAIRE

VŒUX ADOPTÉS LE 7 OCTOBRE

La Conférence de la syphilis héréditaire émet les vœux suivants:

1° Que les moyens de lutte anti-syphilitique actuellement en vigueur continuent à être soutenus, soient amplifiés et dotés de crédits plus importants;

2° Qu'il soit fait appel à la collaboration des syndicats médicaux pour le meilleur fonctionnement de cette organisation;

3° Que l'enseignement technique des praticiens aux cours de perfectionnement et l'instruction des étudiants au cours d'un stage obligatoire et prolongé soient dirigés dans le sens de la prophylaxie de la syphilis acquise et de l'hérédo-syphilis : traitement actif des futurs géniteurs, de la femme en état de gestation, traitement ou surveillance prolongée de la descendance des syphilitiques;

4° Que l'action des dispensaires soit renforcée par la collaboration d'assistantes sociales, sous le contrôle des médecins-chefs des dispensaires, en liaison constante avec les dispensaires d'hygiène sociale qui concourent à la lutte contre la mortalité infantile et contre la tuberculose.

Le rôle de ces assistantes doit se borner à aider au dépistage de la syphilis et à la régularité des visites au dispensaire ou chez le médecin;

5° Les maternités et les organismes de puériculture (consultations prénatales, consultations de mères nourrices et de nourrissons, maisons maternelles, etc...) doivent être organisés en vue de la lutte contre la syphilis héréditaire, soit par une liaison étroite avec les dispensaires anti-syphilitiques pourvus d'un laboratoire de sérologie, soit par l'adjonction d'un dispensaire spécial.

Ce dispensaire de maternité, fonctionnant avec la collaboration de l'accoucheur, du syphiligraphe et du pédiâtre, doit assu-

rer la continuité de la surveillance et du traitement chez la mère et les enfants;

6° Que l'éducation prophylactique du public en matière de syphilis soit poursuivie énergiquement dans tous les milieux sociaux;

7° Que l'éducation sexuelle et anti-vénérienne soit réalisée dans les établissements d'instruction secondaire et supérieure, dans des formes susceptibles de ne pas porter ombrage aux familles ni aux jeunes auditeurs;

8° Que les familles soient prévenues au moment du mariage de leurs enfants de l'intérêt qu'il y a à faire examiner les futurs époux par un médecin, de façon à s'assurer qu'il n'existe pas d'infection virulente susceptible de réagir sur la descendance.

ORGANISATION D'UNE CONFÉRENCE
DE LANGUE FRANÇAISE A COPENHAGUE

Sur la proposition de M. le Pr Ehlers, il est décidé qu'une deuxième Conférence de Langue Française sera organisée à Copenhague en août ou septembre 1927 par les soins du bureau de la Conférence de Paris d'accord abeq M. le Pr Ehlers.

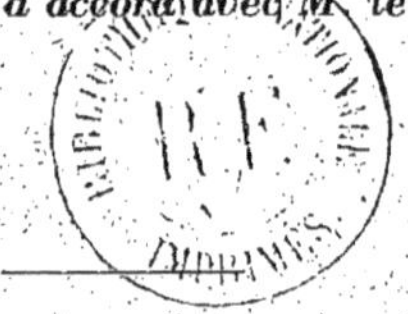

TABLE DES MATIÈRES

Séance d'ouverture.

Discours de M. le Professeur Jeanselme 14
   — de M. le Professeur Ehlers 18
   — de M. le Docteur Piccardi 22
Allocution de M. le Docteur Hudelo 23
   — de M. le Docteur Mabille 25

Première question : La Syphilis Héréditaire larvée.

Discussion des rapports 26
Conclusions 42
Communications 43

Deuxième question : Traitement de la Syphilis héréditaire.

Discussion des rapports 121
Conclusions 128
Communications 129

Troisième question : Traitement préventif de l'Hérédo-Syphilis.

Exposé des rapports 167
Discussion des rapports 179
Conclusions 186
Communications 187

Résolutions et Vœux 214

TABLE DES AUTEURS

Almkvist, 130.
Aviragnet, 93.

Balzer, 122.
Blechmann, 122.
Blum, 58.
Boas, 194.
Bory, 55.
Boutelier, 26.

Carle, 31, 181, 220, 228.
Cayaillon, 219.
Chevallier, 110, 113.
Couvelaire, 183, 202, 217.

Dayras, 93.
Devraigne, 29, 185.
Dohi, 206.

Ehlers, 18, 229.

Fatou, 58.
Findlay, 191.
Galliot, 154, 187.
Gammeltoft, 194.

Huber, 93.
Hudelo, 23, 220.

Ichok, 86, 217.

Jardin, 203.
Jeanselme, 163, 221, 230.
Jersild, 44, 45, 157, 197.

Kristjansen, 197.

Lacapère, 90, 124, 125.
Laignel-Lavastine, 96.
La Kaye, 219, 225.

Laurent (Charles), 135, 201.
Lebée, 81.
Lefèvre, 49.
Le Lorier, 154, 187.
Lemaire, 121, 126, 128.
Leredde, 26, 31, 214.
Léri, 116.
Lesné, 27, 4, 128.
Lévy-Solal, 167.

Mabille, 25.
Milian, 32, 167, 179, 217, 220.

Nadal, 160.
Nicolas, 164.
Nobécourt, 81, 160.
Noguer-Moré, 47.

Paucot, 67, 74.
Péhu, 122.
Petges, 124, 165, 173, 180, 217.
Peyri, 148.
Piccardi, 22, 52, 123.
Pinard (Marcel), 121, 124.
Poirier, 183.

Queyrat, 39, 76, 185, 224, 225.

Rocaz, 217.
Roubinovitch, 49.

Schwaab, 203.
Sicard de Plauzoles, 44, 214, 219, 220, 228.
Simon (Clément), 125, 127, 128.
Spillmann, 167, 217, 230.

Trèves, 104.

Van der Valk, 152.
Verbunt, 152.

IMPRIMERIE DES ÉDITIONS MÉDICALES
7, rue de Valois, Paris.